基本の**きほん**

摂食嚥下の機能解剖

阿部伸一 著

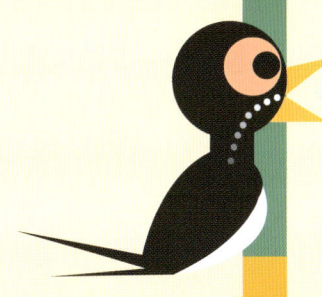

Functional Anatomy of Eating & Swallowing Mechanisms

医歯薬出版株式会社

This book is originally published in Japanese
under title of :

KIHON-NO KIHON SESSHOKU ENGE-NO KINO KAIBO
(Functional Anatomy of Eating and Swallowing Mechanisms
— Foundations and Substances)

ABE, Shinichi
  Professor, Department of Anatomy, Tokyo Dental College

© 2014 1st ed.
ISHIYAKU PUBLISHERS, INC.
  7-10, Honkomagome 1 chome, Bunkyo-ku,
  Tokyo 113-8612, Japan

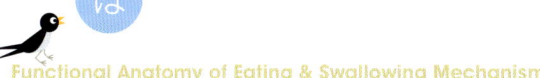

Functional Anatomy of Eating & Swallowing Mechanisms

解剖学とは，医療系の学校でまず初めに取り組む学問です．骨学から始まり，筋学，脈管学，神経学と続いていくなかで，その形態の複雑さに戸惑い，学習すべき項目の多さから，解剖学の学習を難しいと感じる学生は少なくありません．しかし，人体のそれぞれの部位における解剖学的な形態には，必ず意味があるのです．それは，その形には「適切に機能するための重要な意味がある」ということです．解剖学を，名前を覚えるだけの学問とは思わないでください．「機能解剖学」という観点から，頭頸部の解剖の理解を深めていってほしいと考えています．

では，機能解剖学の学習のためには，どのような機能を考えながら進めていくのが効果的でしょうか？　これには，摂食嚥下という普段の食事の一連の機能をリンクさせることが最も重要です．普段何気なく食べて飲んでいる摂食嚥下機能を十分に理解し，卒業後医療の現場で，そのどこかに不自由を感じている患者と向き合う力をつけてほしいと考えています．

こうした考えのもとに，本書では，まず摂食嚥下の概略について解説します．その一連の動作をステージで便宜的に区分けをし，それぞれのステージで学ぶべき項目をじっくり解説していきます．すなわち，摂食嚥下のある動きをイメージでき，その動きをするために必要な解剖学的知識について，順を追って理解していけるのです．本を読みながら，自分が口腔内に運ばれた「食品」だと思ってください．「口腔内に入った食品は，どの粘膜で，どの感覚神経によって感じているか？」を考えてみてください．そして，咀嚼され食塊へと変化し，咽頭から食道へと運ばれていく過程では「咀嚼から嚥下に至る動きは，どの筋によって行われているか？」「その筋はどの神経にコントロールされているか？」「その食塊がある周囲に分布する脈管は？」など，時系列で機能解剖学について学んでいってください．

たしかに，学習すべき知識の量は膨大です．ただし，摂食嚥下の機能解剖を理解するための重要なポイントというものがあります．本書では，その重要なポイントを各章で示し，章末にポストテストとして，重要項目を確認するためのドリル形式の問題を追加しました．これを何度もくり返し解くことによって，自分の確かな知識としてください．さらには，参考までに国家試験形式（歯科医師）の問題も加えました．読者の皆さんはこれらの問題を解くだけではなく，これらを例題の提示と捉え，これらを参考に自分で多くの問題を作成してほしいと思っています．各自が問題を作成する作業によって得られる理解力の向上ははかり知れません．

是非皆さんが本書を活用し，摂食嚥下機能について「機能解剖」という観点からの理解を深め，次のステップで「摂食嚥下リハビリテーション」について学んでいくための大切な，そして「絶対に必要な基礎力」を身につけて欲しいと願っています．

最後に刊行にあたってご尽力いただいた医歯薬出版株式会社に御礼申し上げます．

平成26年7月

阿部伸一

 基本のきほん 摂食嚥下の機能解剖
Functional Anatomy of
Eating & Swallowing Mechanisms

CONTENTS

はじめに ……………………………………………………………………………………… iii

Prologue 1　摂食嚥下のステージ …………………………………………………… x
Prologue 2　4期モデルとプロセスモデル ……………………………………… xiv

第1章　摂食嚥下機能を理解するために必要な解剖学的基礎知識
……………………………………………………………………………………… 1

❶ 口腔の構造 …………………………………………………………………………… 2
❷ 口腔粘膜の感覚を支配する神経 ………………………………………………… 3
❸ 鼻腔，咽頭の解剖 …………………………………………………………………… 3
　1.　鼻腔 nasal cavity ……………………………………………………………… 3
　2.　上咽頭（咽頭鼻部）nasopharynx ………………………………………… 6
　3.　中咽頭（咽頭口部）oropharynx …………………………………………… 6
　4.　下咽頭（咽頭喉頭部）laryngopharynx …………………………………… 8
　5.　喉頭 larynx …………………………………………………………………… 8
　6.　気管 trachea ………………………………………………………………… 9
　7.　食道 esophagus ……………………………………………………………… 9

 知識確認試験 ………………………………………………………………………… 10
知識の確認 …………………………………………………………………………… 12

第2章　摂食嚥下機能に欠かせない唾液分泌 ………………………………… 13

❶ 三大唾液腺 …………………………………………………………………………… 14
　1.　耳下腺 parotid gland ……………………………………………………… 14
　2.　顎下腺 submandibular gland …………………………………………… 15
　3.　舌下腺 sublingual gland ………………………………………………… 16
❷ 小唾液腺 ……………………………………………………………………………… 18
　1.　口唇腺 labial salivary gland …………………………………………… 18
　2.　前舌腺 anterior lingual gland ………………………………………… 18

v

3. 後舌腺 posterior lingual gland 18
4. エブネル腺 gland of von Ebner 18
5. 頰腺 buccal gland 18
6. 臼後腺 retromolar gland 18
7. 口蓋腺 palatine gland 19
8. 腺の神経支配 19

知識確認試験 20
知識の確認 21

第3章　準備期1：口腔への取り込み 23

❶ 咀嚼筋 24
　　1. 咬筋 masseter 24
　　2. 側頭筋 temporalis 24
　　3. 内側翼突筋 medial pterygoid 27
　　4. 外側翼突筋 lateral pterigoid 28
❷ 口唇と頰の動きを担う表情筋 30
　　1. 大頰骨筋 zygomaticus major 30
　　2. 小頰骨筋 zygomaticus minor 30
　　3. 上唇挙筋 levator labii superioris 31
　　4. 上唇鼻翼挙筋 levator labii superioris alaeque nasi 31
　　5. 口角挙筋 levator anguli oris 31
　　6. 笑筋 risorius 31
　　7. 口角下制筋 depressor anguli oris 31
　　8. 下唇下制筋 depressor labii inferioris 31
　　9. オトガイ筋 mentalis 31
　　10. 頰筋 buccinator 32
　　11. 口輪筋 orbicularis oris 32

知識確認試験 33
知識の確認 34

第4章　準備期2：咀嚼のメカニズム 37

❶ 頭部前額断面の解剖 38
❷ 咀嚼に重要な役割を担う口蓋 40
　　1. 準備期に役立つ構造 40
　　2. 口蓋とそこに分布する動脈と神経 41
❸ 舌の構造と機能 42

知識確認試験 ·· 44
知識の確認 ·· 45

第5章 口腔期：食塊の咽頭への送り込み ··· 47

❶ 嚥下に重要な役割を担う舌骨上筋・下筋群 ··· 49
　1. 舌骨上筋群 suprahyoid muscles ··· 49
　2. 舌骨下筋群 infrahyoid muscles ·· 50
❷ 軟口蓋の筋 ·· 51
　1. 口蓋帆張筋 tensor veli palatini muscle ·· 51
　2. 口蓋帆挙筋 levator veli palatini muscle ··· 52
　3. 口蓋舌筋 palatoglossus muscle ·· 52
　4. 口蓋咽頭筋 palatopharyngeus muscle ··· 53
　5. 口蓋垂筋 palatoglossus muscle ·· 53

知識確認試験 ·· 54
知識の確認 ·· 55

第6章 咽頭期から食道期① 嚥下反射の開始，咽頭通過から食道への送り込み ··· 57

❶ 嚥下の中枢制御機構：延髄の構造と機能 ··· 59
　1. 間脳 diencephalon ··· 59
　2. 延髄 medulla oblongata ··· 59
❷ 咽頭挙上筋：咽頭における縦走筋 ··· 60
　1. 茎突咽頭筋 stylopharyngeus ·· 60
　2. 耳管咽頭筋 salpingopharyngeus ·· 60
　3. 口蓋咽頭筋 palatopharyngeus ·· 60
❸ 咽頭収縮筋：咽頭における輪走筋 ··· 61
　1. 上咽頭収縮筋 superior pharyngeal constrinctor ····························· 61
　2. 中咽頭収縮筋 middle pharyngeal constrinctor ······························· 61
　3. 下咽頭収縮筋 inferior pharyngeal constrinctor ······························ 61

知識確認試験 ·· 62
知識の確認 ·· 63

第7章 咽頭期から食道期② 喉頭の構造と機能 ··· 65

❶ 喉頭の構造 ·· 67
❷ 喉頭弾性膜と喉頭軟骨によってつくられる喉頭腔 ····································· 69
　1. 喉頭腔の三つの内腔 ··· 69
❸ 内喉頭筋 ·· 70
　1. 輪状甲状筋 cricothyroid muscle ··· 70

2. 後輪状披裂筋 posterior crico-arytenoid muscle······················· 70
   3. 外側輪状披裂筋 lateral crico-arytenoid muscle ······················ 71
   4. 横披裂筋 transverse arytenoid muscle ································ 71
   5. 斜披裂筋 oblique arytenoid muscle····································· 71
   6. 甲状披裂筋 thyro-arytenoid muscle ···································· 71
   7. 声帯筋·· 71
   8. 内喉頭筋の神経支配·· 72
■ 知識確認試験··· 73
■ 知識の確認··· 74

「知識の確認」解答··· 75

索 引·· 78

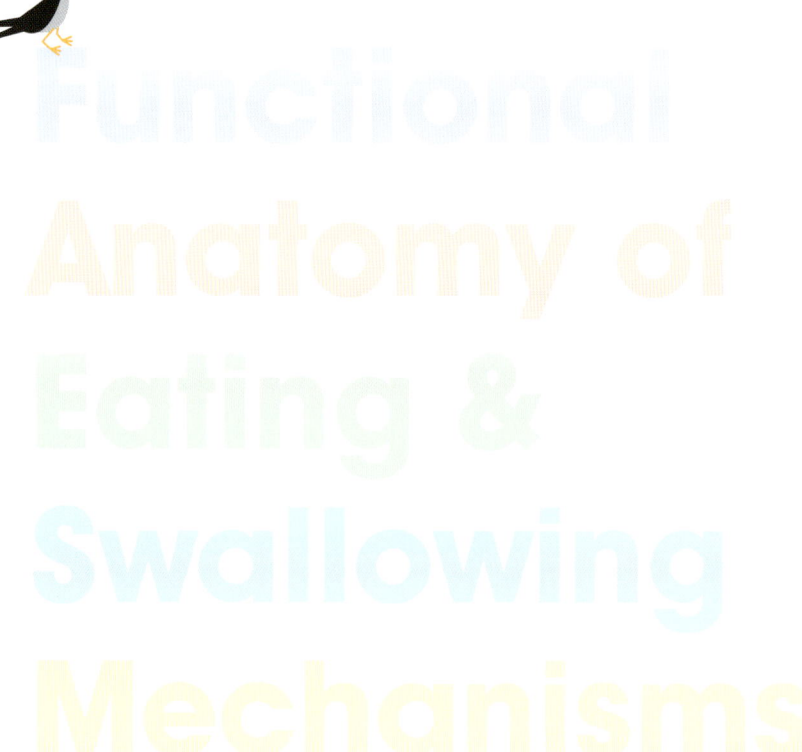

筆者キャラクターデザイン：PANTO（デンタルハイジーン，33（7），2013 より）

本書をお読みいただくにあたって

・摂食嚥下運動は，5期モデルに基づき解説しています．
・咀嚼中の自由嚥下運動を表すプロセスモデルや，指示嚥下時の運動のみを表す4期モデルについては，Prologueに解説していますので，ご参照ください．
・「これは覚えておいてほしい」という単語には，欧文表記を付記しています．
・欧文表記は，各章初出時の文中と図中で付記することを基本にしています．
・重要なポイントは，側注の「POINT」や筆者キャラクター吹き出し内の台詞としてまとめました．
・各章末には，「知識確認試験」「知識の確認」という二つの問題形式のページをまとめています．その章の理解を確認するために，お役立てください．

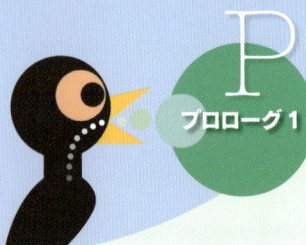

プロローグ1 摂食嚥下のステージ

　摂食嚥下の動作を区分けすることは極めて困難です．「区分けできない」というほうが正しいのです．「ヒトは食べながら飲む」すなわち口腔から取り入れた食品に関し，咀嚼中の一部を口腔に残し，一部を咽頭に送り嚥下しているため摂食嚥下の一連の動作を区分けすることが難しいのです．

　ただし，摂食嚥下を理解するためには，便宜的に区分けをし，そのメカニズムを理解していくことがとても大切です．いくつかの区分けの方法がありますが，本書では「5期モデル」に沿って「摂食嚥下のメカニズム」を説明していきたいと思います（その他の区分けの仕方については，p.xiv参照）．

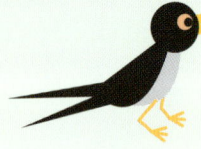

嚥下の5期モデル

1	先行期（認知期）
2	**準備期**
	準備期1：口腔への取り込み
	準備期2：咀嚼と食塊の形成
3	口腔期
4	咽頭期
5	食道期

摂食のスタート！

①先行期

食物の認識をする時期で「認知期」ともいいます．食物を視覚，嗅覚，触覚などを介して認識し，食欲が生じます．ここで大切なことは記憶との関係です．食欲が生じるためには，認識した情報をもとに味，鮮度，硬さなどが連想され，「美味しそう」と感じることができる安心した状況が必要です．

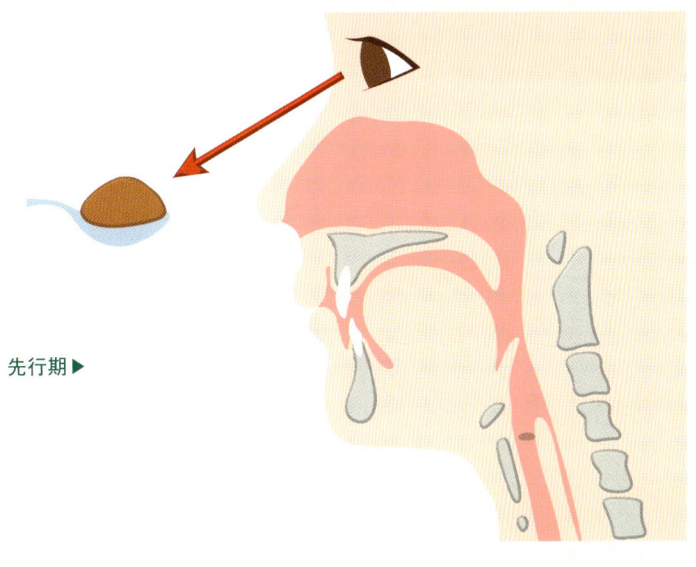

先行期▶

②準備期

食事の際，食物をひと口かじり，口のなかに運んで咀嚼し，食塊（食物が粉々になり，唾液が混ざった状態のものを「食塊」と定義します）を形成します．これは，嚥下を基準に考えると「嚥下のための準備」と考えることができます．そこで嚥下の5期モデルでは，食品の口腔への取り込みから咀嚼，食塊の形成までを「準備期」と呼んでいます．そして，本書では口腔への取り込みを「準備期1」，そして咀嚼と食塊の形成を「準備期2」と定義します．

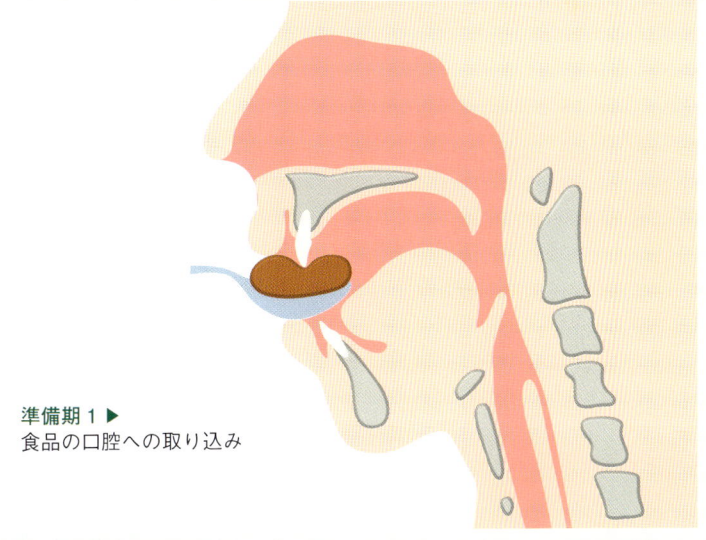

準備期1▶
食品の口腔への取り込み

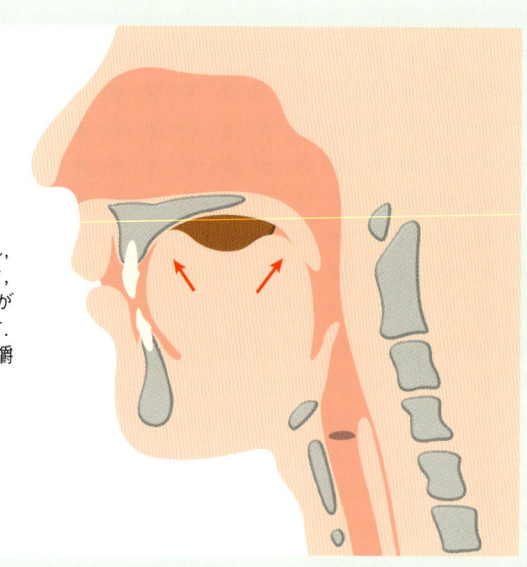

▶ 準備期2：
咀嚼と食塊の形成
軟口蓋が引き下げられ，おもに頬と舌が働き，唾液が混ざり，食塊が形成されていきます．この一連の動作を咀嚼といいます．

嚥下のスタート！

3 口腔期

　嚥下の第一相です．準備期に咀嚼によって作られた食塊を，舌が舌根から咽頭へ送り込む時期で，嚥下反射が始まるまでの時期をさします．嚥下反射はまだ開始されておらず，ここまでが随意期になります．鼻咽腔閉鎖が開始され，咽頭は食塊を受け入れるためやや挙上します．

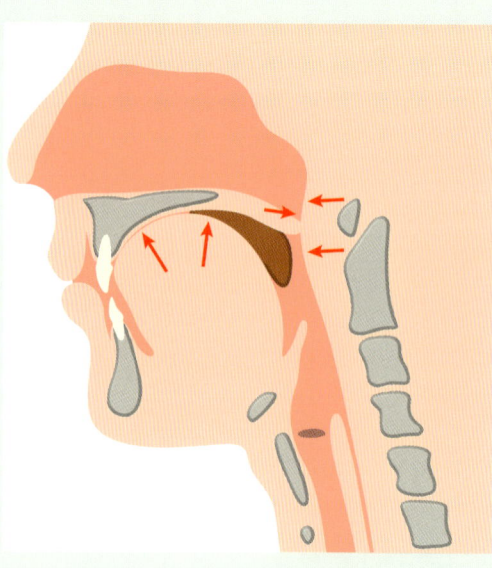

◀ 口腔期：舌根部・咽頭への送り込み
舌尖が切歯乳頭部に接し，舌の上面に保持された食塊を前方から後方へ送り込んでいきます．軟口蓋は挙上を始め，鼻咽腔閉鎖が開始されます．また，口蓋咽頭筋の収縮により，咽頭後壁が前方に引かれます．口腔期後半に嚥下反射が開始された場合，そこからが不随期となります．

4 咽頭期

嚥下の第二相です．嚥下反射が開始され，鼻咽腔閉鎖が完結する時期です．口峡閉鎖，喉頭閉鎖，そして嚥下性の無呼吸もみられます．嚥下反射が開始された以降の咽頭期は，不随意期です．多くの筋群が最も強く収縮します．

咽頭期：▶
咽頭通過，食道への送り込み
舌根が軟口蓋に密接し，嚥下反射が開始すると，鼻咽腔閉鎖が完結します．咽頭収縮筋の運動により食塊を下方へ移送します．

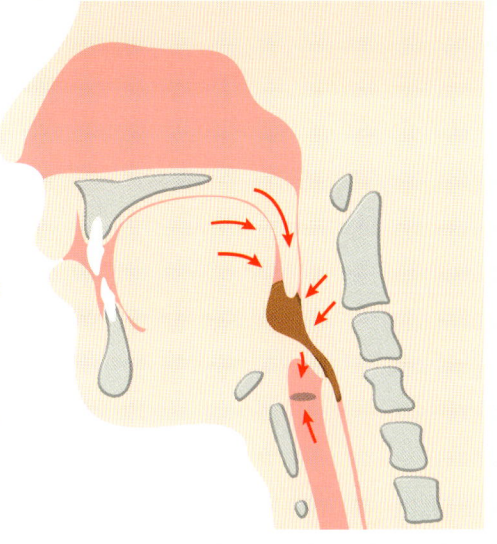

5 食道期

嚥下の第三相です．食塊はすべて食道に送り込まれ，さらに食道の蠕動運動によって胃まで到達します．

食道期：▶
食道通過
軟口蓋，舌，舌骨が静止位まで戻ります．喉頭は下降し，喉頭口が開きます．

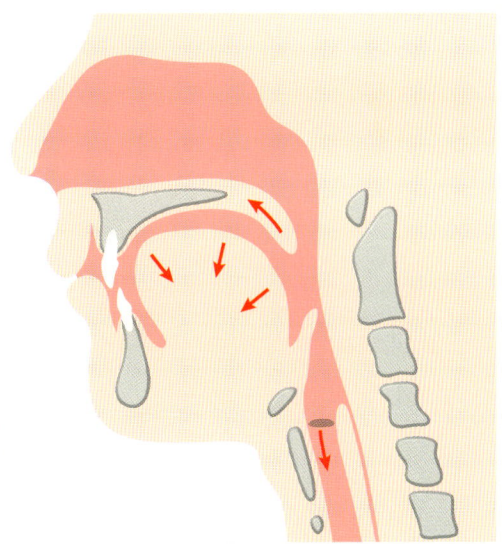

xiii

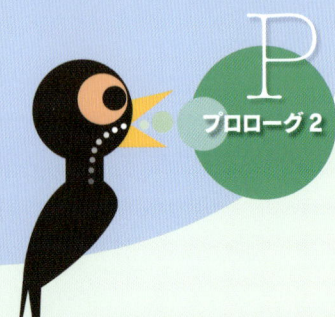

プロローグ2
4期モデルとプロセスモデル

　摂食嚥下機能を説明するために，これまでおもに二つの系統的モデルが用いられてきました．それが4期モデル（Logemann, 1988）とプロセスモデル Hiiemae and Palmer（1999）です．
　嚥下は，「命令（指示）嚥下」と「自由嚥下」に大別されます．命令（指示）嚥下とは，液体または食塊を口腔内，通常，舌のうえで一度保持し，「嚥下してください」という指示を受け嚥下するものです．この嚥下様式が，4期モデルとして説明されます．

　4期モデルは5期モデルから先行（認知）期を除いたものと考えることができます★1．準備期では舌と軟口蓋により口峡は閉鎖され，口腔と咽頭は別の空間として遮断されています．口腔期では軟口蓋が挙上し始め口峡は開かれ，舌が口蓋前方から後方へ圧接して食塊を咽頭に移送していきます．咽頭期では，1秒に満たない時間で多くの筋群の協調運動により食塊が一気に食道へ移送されます．このときの「ゴクン」という飲み込む動作は嚥下反射と呼ばれ，不随意運動です．この間，喉頭蓋が後方へ倒れ声門は閉鎖し，下気道が咽頭腔から完全に遮断されます．さらに喉頭の前上方への運動（おもに顎二腹筋前腹の機能による）と輪状咽頭筋（下咽頭収縮筋の最下部の筋層）の弛緩により，食道入口部が開きます．

　プロセスモデルは，食物を自由に咀嚼し嚥下するときの動態，すなわち自由嚥下を表すモデルです．食事中，咀嚼された食物は喉頭蓋谷，梨状陥凹に貯留し，咀嚼中でも一定量溜まると自然に嚥下されます．すなわち，意識しないで行われる咀嚼と嚥下の様式が Hiimae & Palmer によってプロセスモデルとして四つのステージに分類され説明されました．このモデルでは，咀嚼中に生じる stage Ⅱ transport（第2期移送）から咽頭嚥下が生じます．

★1：厳密には，命令（指示）嚥下と後述の自由嚥下を同じように扱う5期モデルは，嚥下動態をわかりやすく把握するためのものとして4期モデルと区別されます（4期モデルでは自由嚥下を表現しません）．

プロセスモデルの各ステージ

ステージ	解説
stage I transport	補食した食物を舌によって奥舌へ，さらには臼歯部咬合面へ送る過程
processing（咀嚼）	臼歯部で咀嚼しながら，食物と唾液を混和していく過程
stage II transport	舌によって咀嚼の済んだ食物を順に，咽頭口部（中咽頭）へと送る過程（咀嚼と同時に起こる）
咽頭期	嚥下反射によって，食物を食道に送る過程

プロセスモデル

咀嚼中に stage II transport が起こり，食物は咽頭へと送られていきます．
つまり，咀嚼を伴う嚥下では，咀嚼と咽頭への送り込みが同時に起こっているのです．

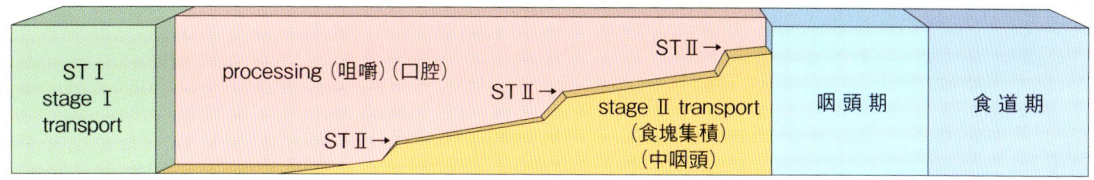

1) Hiiemae KM, Palmer JB：Food transport and bolus formation during complete feeding sequences on foods of different initial consistency. Dysphagia, 14：31-42, 1999.

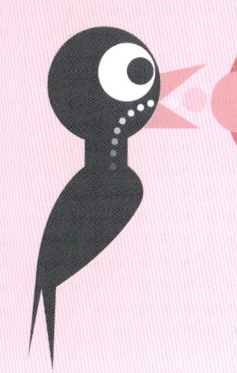

第1章 摂食嚥下機能を理解するために必要な解剖学的基礎知識

摂食嚥下のメカニズムをより深く理解していくためには，摂食嚥下の舞台となる口腔，咽頭，喉頭の基本的構造について，しっかりと学ぶことが必要です．

呼吸と摂食嚥下は，「中咽頭」「下咽頭」という二つの場所を共有しており，非常に複雑なメカニズムで二つのラインの交通整理をしています．

呼吸のための空気の通り道を気道と呼びます．気道とは，鼻腔→（上・中・下）咽頭→喉頭→気管→気管支→肺を通る経路です．

飲食物は，口腔（口腔前庭→固有口腔）→中咽頭→下咽頭→食道という経路を通り，胃へ至ります．この二つのラインを重ねてみると，気道と飲食物の通り道は，中咽頭と下咽頭を共有していることがわかります．

このメカニズムを理解するためには形態学だけの知識では不十分であり，解剖・生理学的な視点，すなわち機能解剖学的な視点が必要となります．

第2章以降でさらに詳細を解説する部分もありますが，第1章ではまず摂食嚥下機能の基本中の基本を解説します．また，章末の知識確認試験のページは，何度もくり返して知識を自分のものにしてください．

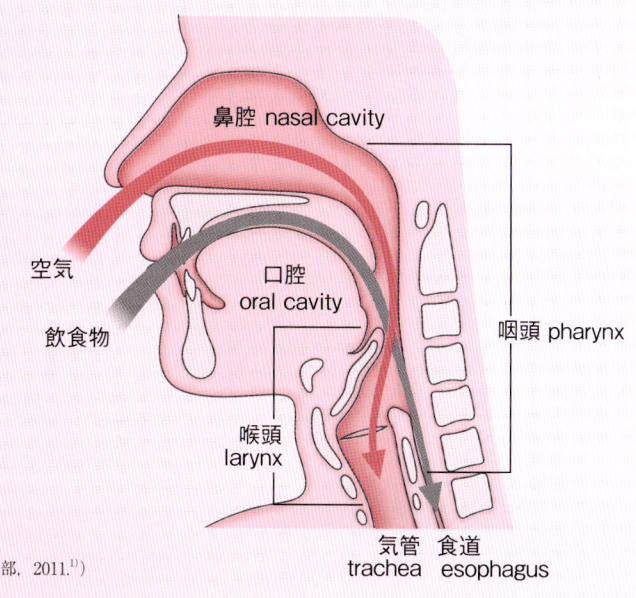

（阿部，2011.[1]）

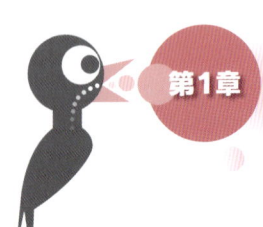

第1章　摂食嚥下機能を理解するために必要な解剖学的基礎知識

1　口腔の構造（図1）

　口腔は前方が口唇（上唇，下唇），側方が頬，上方が口蓋（硬口蓋，軟口蓋），下方が舌および口腔底で囲まれた空間をいいます．

　さらに口腔は，歯列弓の外側の空間である口腔前庭，歯列の内側部分の空間である固有口腔に分かれます．後方は左右の口蓋舌弓を結んだ仮想平面（口峡）までです．左右の口蓋舌弓，口蓋咽頭弓を結んだ仮想空間を口峡柱と称する場合があり，この場合，口蓋舌弓と口蓋咽頭弓の間の扁桃窩に存在する口蓋扁桃は口峡柱内部に位置することになります．

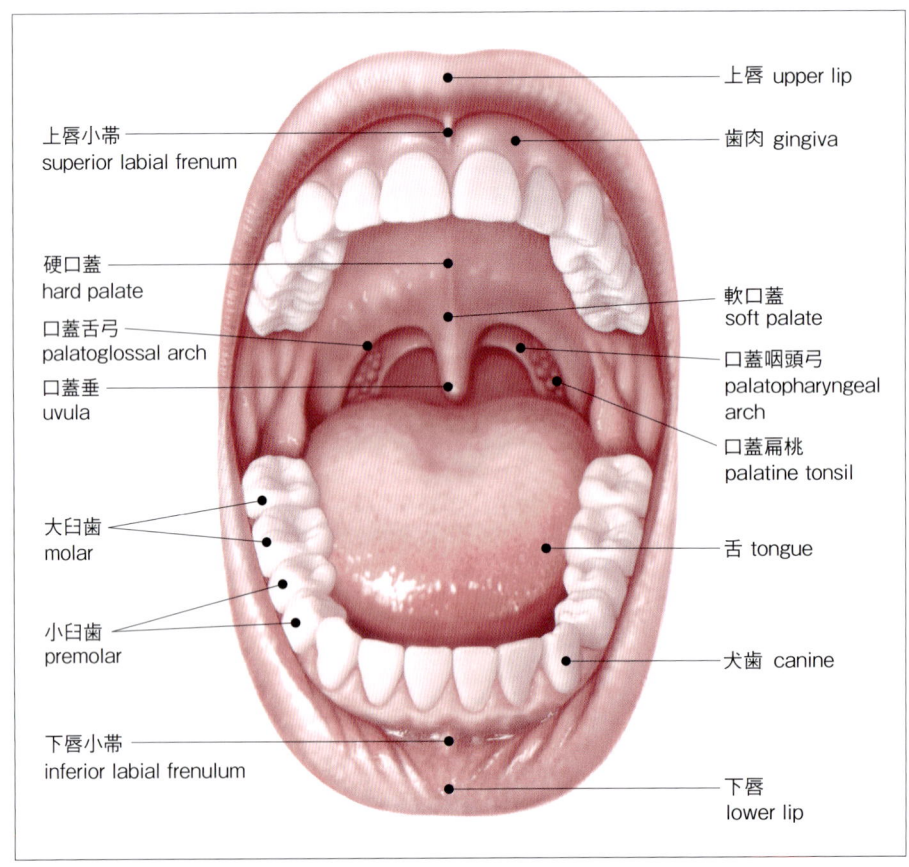

図1　口腔の構造（医歯薬出版刊：患者さんへの治療説明用病態図・病態写真集，2004より作成）

2 口腔粘膜の感覚を支配する神経（表1）

　口腔は各部位によって粘膜の支配神経が異なります．さまざまな臨床症状を理解するため，また浸潤麻酔を施す部位，麻酔の奏功範囲などを理解するうえで，それぞれの部位の支配神経を理解することはとても重要です．手鏡で口腔内の部位を確認しながら，分布する感覚神経を理解してください．

表1　口腔粘膜各部位の感覚を支配するおもな神経

上唇：眼窩下神経（上顎神経，第Ⅴ脳神経）	口蓋垂：おもに小口蓋神経（上顎神経，第Ⅴ脳神経）
下唇：オトガイ神経（下顎神経，第Ⅴ脳神経）	舌体（舌前2/3）：舌神経（下顎神経，第Ⅴ脳神経）　※有郭乳頭部は舌咽神経
頬粘膜：頬神経（下顎神経，第Ⅴ脳神経）	舌根（舌後1/3）：おもに舌咽神経舌枝（第Ⅸ脳神経）　※舌根中央除く
下顎臼歯部頬側歯肉：頬神経（下顎神経，第Ⅴ脳神経）	舌根中央・喉頭蓋前面・梨状陥凹：上喉頭神経（迷走神経，第Ⅹ脳神経）
切歯乳頭部：鼻口蓋神経（上顎神経，第Ⅴ脳神経）	口腔底：舌神経（下顎神経，第Ⅴ脳神経）
	下顎舌側歯肉：舌神経（下顎神経，第Ⅴ脳神経）
硬口蓋：おもに大口蓋神経（上顎神経，第Ⅴ脳神経）	口峡：小口蓋神経（上顎神経，第Ⅴ脳神経），・舌咽神経 扁桃枝（第Ⅸ脳神経）
軟口蓋：おもに小口蓋神経（上顎神経，第Ⅴ脳神経）	口蓋扁桃：小口蓋神経（上顎神経，第Ⅴ脳神経）・舌咽神経 扁桃枝（第Ⅸ脳神経）

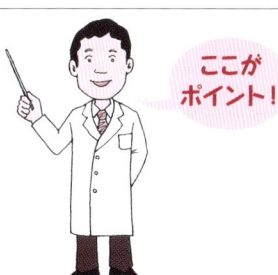

手鏡を持って，自分の口のなかで，すべての名称を確認してください．

ここがポイント！

3 鼻腔，咽頭の解剖

1 鼻腔 — *nasal cavity*

　前方は梨状口，後方は後鼻孔 choana で囲まれた空間が鼻腔という空間です．ただし実際には前方は，軟組織および軟骨で外鼻 externalnose が形成され，鼻の穴である外鼻孔 nares が前方端となります．中央は鼻中隔 nasalseptum で左右の二つの部屋に分けられています．外鼻孔から奥に1〜2cmは皮膚で鼻毛が密生しています．その奥は気道粘膜（多列線毛上皮）となり，粘液の分泌と線毛運動による粘液の後方への運搬が行われています．分泌された粘液により吸気は湿潤し，吸気中の不要なゴミ，ウイルスなどを絡め捕り，後方へ運搬し，唾液とともに嚥下しています．

鼻腔内を支配する神経（図2）は，おもに三叉神経（V）の枝です．上顎神経は正円孔を出て翼口蓋窩において翼口蓋神経を分枝し，そこに存在する翼口蓋神経節から出た後鼻枝が蝶口蓋孔を通り鼻腔に進入します．後鼻枝は鼻腔内の部位によって，外側上後鼻枝，外側下後鼻枝（下鼻甲介粘膜をおもに支配），内側上後鼻枝に分枝します．内側上後鼻枝の一部の線維は，鼻口蓋神経として切歯管を通り，切歯後部の口蓋粘膜（切歯乳頭部周囲）に分布します．また栄養動脈は，顎動脈の枝の蝶口蓋動脈で蝶口蓋孔から鼻腔内に進入し分布します．この鼻腔に分布する蝶口蓋動脈の一部も切歯管から口蓋へ向かいます．また，鼻腔内には，前・後篩骨動脈も分布しています．

　四つの副鼻腔（前頭洞 frontal sinus，篩骨洞 ethmoidal cell，上顎洞 maxillary sinus，蝶形骨洞 sphenoidal sinus）も鼻腔同様の上皮と役割を持ち，鼻腔に開いています．前頭洞は中鼻道 middle nasal meatus に開き，眼神経（V_1）の眼窩上神経が支配し，前篩骨動脈が栄養しています．篩骨洞（篩骨蜂巣）は上鼻道と中鼻道に開き，眼神経（V_1）の鼻毛様体神経の枝が支配し，前・後篩骨動脈が栄養しています．上顎洞は中鼻道の自然孔（半月裂孔）に開き，上顎神経（V_2）の眼窩下神経の枝が支配し，後上歯槽動脈および眼窩下動脈，内側面の一部は蝶口蓋動脈がおもに栄養しています．蝶形骨洞は鼻腔上壁（蝶篩陥凹）に開き，眼神経（V_1）の枝，上顎神経（V_2）の枝が支配し，顎動脈の枝の咽頭枝がおもに栄養しています．蝶形骨洞のみが鼻腔の外側壁に開口していません．

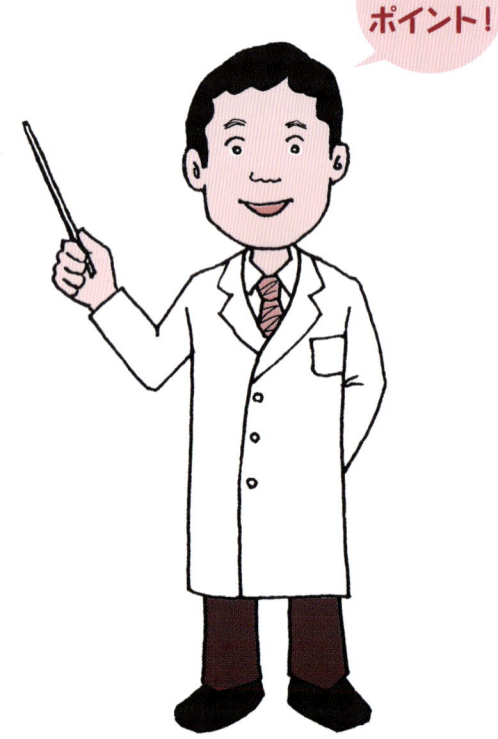

蝶口蓋孔とは
蝶口蓋孔は上鼻道後方に開き，翼口蓋窩と鼻腔の通路となる重要な孔です．動脈の枝の蝶口蓋動脈，上顎神経（V_2）の枝の上後鼻枝，鼻口蓋神経が通ります．

ここがポイント！

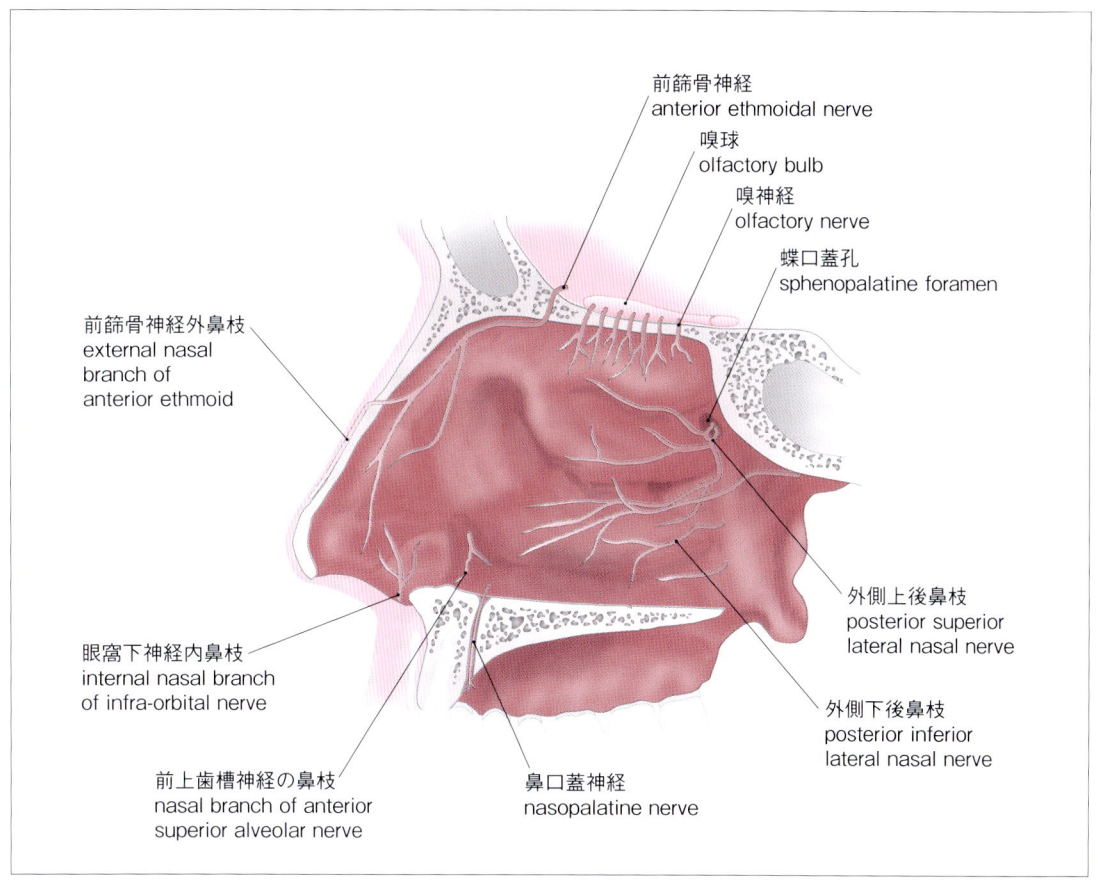

図2 鼻腔に分布する神経
蝶口蓋孔を通り鼻腔に進入した後鼻枝(上顎神経)が分岐し,広く粘膜に分布します.一部は鼻口蓋神経として切歯管を通り,切歯乳頭部へ分布します.後鼻枝(上顎神経)は分布領域の感覚を支配しますが,翼口蓋神経節でニューロンを変えた大錐体神経(節後線維)からの副交感線維および深錐体神経からの交感神経線維を含んでおり,鼻腺からの粘液の分泌も支配します.

2 上咽頭（咽頭鼻部）— *nasopharynx*

　後鼻孔から後方部の空間で，下方は口蓋の高さまでが上咽頭です．耳管咽頭口付近までは鼻腔と同様の粘膜（多列線毛上皮）と機能を有します．すなわち，線毛運動によって運搬されてきた粘液を完全に下方へ流す役割を持ちます．おもに上顎神経（V_2）によって支配されています．

　上咽頭と中咽頭の境を咽頭峡部と称し，咽頭壁に粘膜ヒダとなって現れます．これは上咽頭収縮筋の一部筋線維束がなかに走行しているからです．この筋線維束は口蓋咽頭括約筋と呼ばれます．嚥下中，拳上した軟口蓋を周りから包み込むように収縮し，鼻咽腔閉鎖を完結させ，上咽頭と中咽頭を完全に分断します．

　上咽頭の上壁には咽頭扁桃 pharyngeal tonsil が存在します．リンパ様組織で構成され，肥大した状態をアデノイド adenoid と呼びます（正常な状態の咽頭扁桃をアデノイドと呼ぶ場合もあります）．

　上咽頭には，耳管咽頭口によって耳管が開口しています．耳管は中耳（鼓室）と咽頭をつなぎ，空気圧の調節と鼓室内の分泌物を咽頭に排出する役割を担っています．耳管咽頭口は嚥下時，耳管咽頭筋，口蓋帆張筋などの収縮により開口し鼓室の気圧調節を行います．耳管は後外側方から咽頭鼻部へ開くため，耳管咽頭口の後部は隆起（耳管隆起）し，耳管隆起の後部は咽頭陥凹となって深くくぼみます．耳管隆起には，耳管扁桃が存在します．

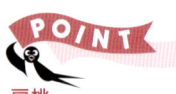

扁桃
身体の防御システムとして，鼻腔および口腔といった身体の外部から外気や飲食物などが咽頭に進入する部位に，リンパ様組織が存在しています．そのなかで咽頭扁桃，舌扁桃，口蓋扁桃はリンパ様組織が組織塊として大きく発達したものです．

3 中咽頭（咽頭口部）— *oropharynx*

　口腔の後方，すなわち口峡より後方で，口蓋の高さから舌根の高さまでで囲まれた空間を中咽頭といいます．口峡は左右の口蓋舌弓の間の仮想平面ですから，舌の後ろ1/3（舌根）は咽頭に位置することになり，舌の後ろ1/3（舌根）を舌咽頭部と呼ぶ場合があります．舌根部には，大量のリンパ様組織があり，舌扁桃と呼ばれます．また，中咽頭の側壁には口蓋扁桃が存在します．口蓋扁桃は口蓋舌弓と口蓋咽頭弓の間で，上咽頭収縮筋の粘膜下に存在しています．

　中咽頭は，空気と食物・飲料水の分岐部となります．

　中咽頭の粘膜の知覚（感覚）神経は，おもに舌咽神経が支配しています．

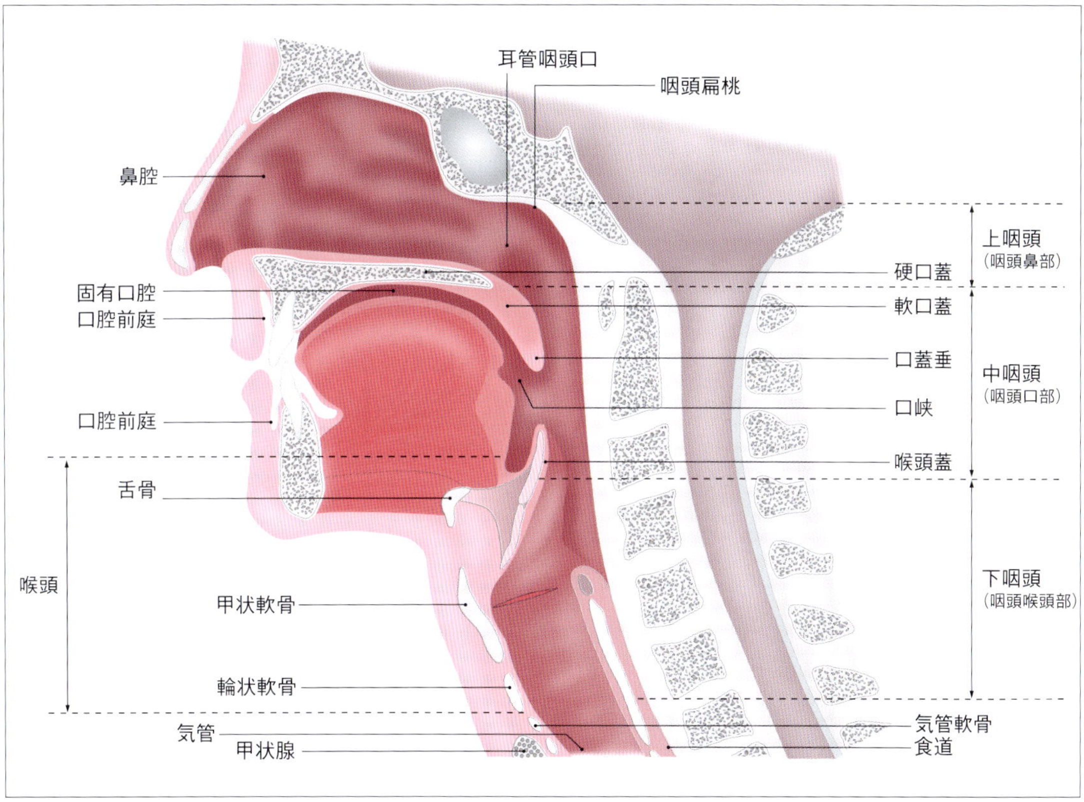

図3 咽喉頭の解剖

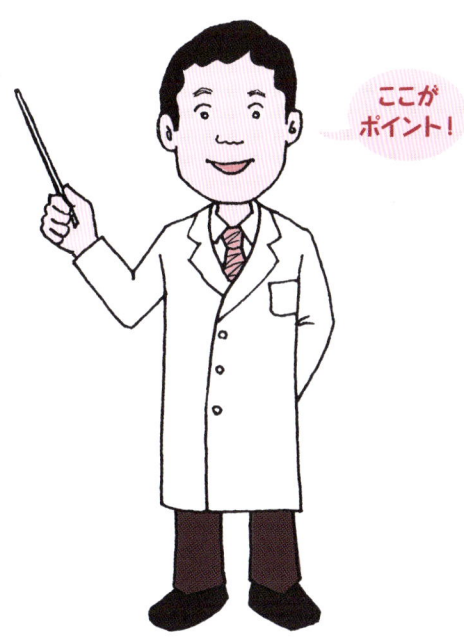

咽頭の上皮

耳管咽頭口付近までの上咽頭の上皮は鼻腔と同様に多列線毛上皮です．しかし中咽頭と下咽頭には食物が通ります．その刺激から身を守るため，重層扁平上皮と形態を変えています．

4 下咽頭（咽頭喉頭部）— *laryngopharynx*

　舌根の高さから食道上端の間の空間を下咽頭と称します．下端はおよそ第6頸椎に相当します．喉頭から喉頭蓋が上方に立ち，舌根との間に窪みをつくります．喉頭蓋の前面は凹み，その凹みを喉頭蓋谷と呼びます．喉頭蓋の後方には，喉頭の入り口である喉頭口が存在します．そして喉頭口の後方には食道入口部があり，その両側に梨状陥凹が存在します．

　舌根部の知覚（感覚）と味覚は舌咽神経が支配していますが，舌根中央から喉頭蓋前面，そして梨状陥凹に至る領域の知覚（感覚）と味覚は迷走神経の枝の上喉頭神経が支配しています．上喉頭神経は嚥下反射を最も誘発する神経です．

5 喉 頭 — *larynx*

　下方で気管に続く気道の一部で，軟骨，筋，靱帯からなる中空の気管です（図4）．第4～6頸椎の高さに存在しています（p.7参照）．その内部には発声器をもち，下気道を閉鎖する弁の機能も有しています．すなわち，声帯ヒダによってつくられた声門裂が閉じることによって，発声を担い，下気道を閉鎖しているのです．

　喉頭は六つの軟骨から構成されます．体表から触れる最も突出した軟骨が甲状軟骨です．そしてその下方に輪状軟骨が存在し，下方の気管軟骨へと続きます．この輪状軟骨までが喉頭です．喉頭の知覚（感覚）はすべて迷走神経が支配しています．また，喉頭蓋の前面には味蕾が存在し，ここでの味覚も同様に迷走（上喉頭）神経が支配しています．

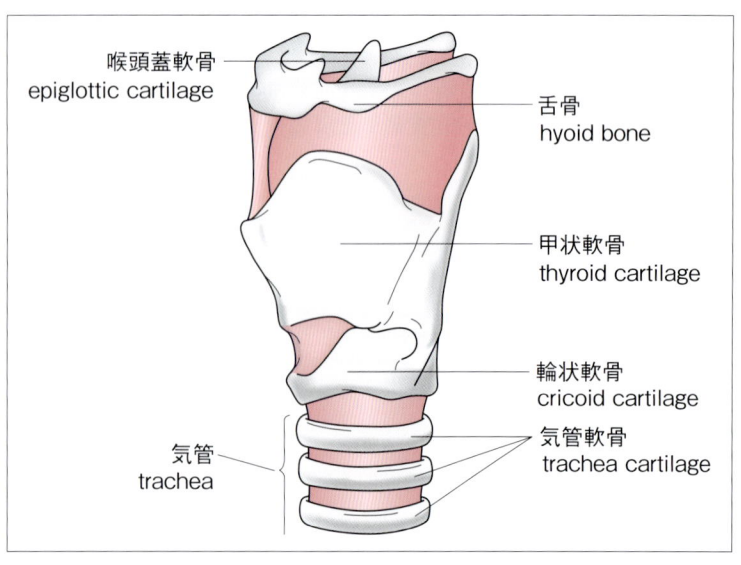

図4　側方から観察した喉頭
舌骨，甲状軟骨，輪状軟骨，気管軟骨は靱帯で結ばれています．

6 気管 — *trachea*

　喉頭の下方に続く長さが約 10cm, 幅径が約 1.5cm 程度の管です（図 5）. 後方には食道があり，食道の後方には脊柱が存在するという位置関係を理解することが重要です. 第 7 頸椎の高さから始まり，およそ第 5 胸椎の高さで左右の気管支 bronchus に分かれます（気管分岐部 bifurcation trachea）. 気管の前壁には馬蹄形の気管軟骨（10〜15 個程度）が存在し，空気を通すための中空状態を維持します. 後壁は膜用の軟組織からなり，内部には平滑筋が存在し，その太さを調整しています. 気管と気管支の構造はまったく同じです.

左右の気管支の形態の違い
右の気管支は左に比べ短く，そして太い形態を呈しています. さらには，右主気管支は左に比べ垂直に近い傾きをしています. そのため，気管内に異物が落ちた場合，右の気管支に侵入する可能性が高くなります.

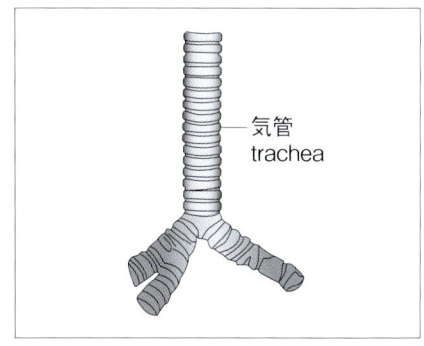

図 5　気管支の形態

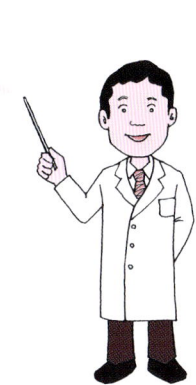

7 食道 — *esophagus*

　下咽頭（咽頭喉頭部）と胃をつなぐ食物を通す約 25cm の管です. 第 6 頸椎の高さで始まり，喉頭，気管の後方で脊柱との間をやや左にずれた状態で下走します. 食道の内面は，重層扁平上皮で上皮が厚く角化しているのが特徴で，さまざまな食塊の刺激に耐えうる構造をしているといえます. 粘膜下には食道腺があり，ここからのわずかな粘液の分泌が食塊の滑りを助けています. その内面の粘膜を取り囲むのが内輪・外縦の 2 層からなる筋層です. 上部は横紋筋性で，下部は平滑筋性の筋からなります. そして，この筋層を包む食道の最外層が疎性結合組織からなる外膜で，食道を周囲の気管と結合しています. 食道におけるすべての感覚，筋の運動，粘液の分泌を支配しているのは迷走神経です.

文献
1) 阿部伸一：摂食・嚥下に関わる構造（解剖）. 歯科衛生士のための摂食・嚥下リハビリテーション. 日本歯科衛生士会監修. 医歯薬出版. 東京. p.25-35. 2011.

第1章 知識確認試験

解答はページ下

Q1：嚥下のステージ「5期モデル」を示す．随意期はどれか．すべて選べ．
a. 先行期
b. 準備期
c. 口腔期
d. 咽頭期
e. 食道期

Q2：上唇の感覚を支配するのはどれか．一つ選べ．
a. 顔面神経の頬筋枝
b. 眼神経の眼窩上神経
c. 上顎神経の翼口蓋神経
d. 上顎神経の眼窩下神経
e. 下顎神経のオトガイ神経

Q3：下唇の感覚を支配する神経が通るのはどれか．二つ選べ．
a. 下顎孔
b. 切歯孔
c. 歯槽孔
d. 眼窩下孔
e. オトガイ孔

Q4：下顎臼歯部舌側歯肉の感覚を支配するのはどれか．一つ選べ．
a. 舌神経
b. 臼後枝
c. 鼓索神経
d. 下歯槽神経
e. オトガイ神経

Q5：舌前2/3（舌体）の味覚を支配するのはどれか．一つ選べ．
a. 切歯枝
b. 臼歯枝
c. 鼓索神経
d. 鼓室神経
e. 大錐体神経

Q6：鼻腔に分布する神経が通るのはどれか．一つ選べ．
a. 卵円孔
b. 蝶口蓋孔
c. 下眼窩裂
d. 眼窩下孔
e. 頸静脈孔

Q7：鼻腔上壁に開くのはどれか．一つ選べ．
a. 篩骨洞
b. 前頭洞
c. 上顎洞
d. 蝶形骨洞
e. 海綿静脈洞

Q8：咽頭鼻部（上咽頭）を支配する神経が通るのはどれか．一つ選べ．
a. 正円孔
b. 内耳孔
c. 卵円孔
d. 上眼窩裂
e. 頸静脈孔

Q1：a, b, c Q2：d Q3：a, e Q4：a Q5：c Q6：b Q7：d Q8：a

第1章 摂食嚥下機能を理解するために必要な解剖学的基礎知識

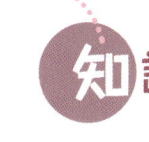

知識の確認

解答は p.75

【問題1】名称を記せ．英語を併記すること．

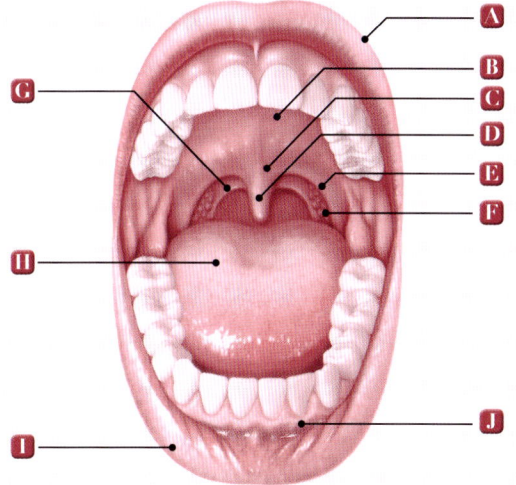

（医歯薬出版刊：患者さんへの治療説明用病態図・病態写真集，2004 より作成）

A	
B	
C	
D	
E	
F	
G	
H	
I	
J	

⑤	
⑥	
⑦	
⑧	
⑨	
⑩	
⑪	
⑫	
⑬	
⑭	
⑮	

【問題3】名称を記せ．英語を併記すること．

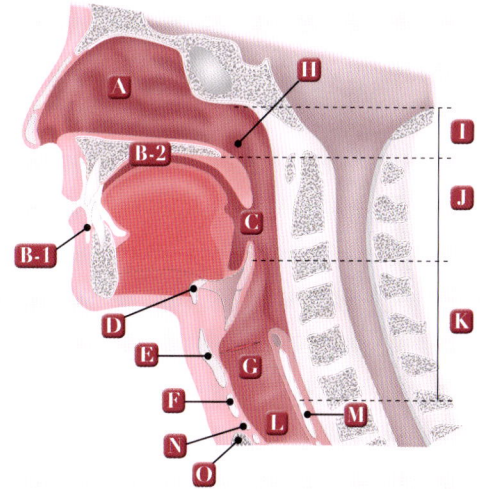

【問題2】次の部位を支配する感覚神経を記せ．
①上唇　②下唇　③頰粘膜　④下顎臼歯部頰側歯肉　⑤切歯乳頭部　⑥硬口蓋　⑦軟口蓋　⑧口蓋垂　⑨舌体（舌前2/3）　⑩舌根（舌後1/3）　⑪有郭乳頭　⑫口腔底　⑬下顎舌側歯肉　⑭口峡　⑮口蓋扁桃

①	
②	
③	
④	

A	
B-1	
B-2	
C	
D	
E	
F	
G	
H	

11

I	
J	
K	
L	
M	
N	
O	

【問題4】（　）内に入る語句を記せ．

　鼻腔は前方を（①），後方を（②）で囲まれています．ただし実際には前方は，軟組織および軟骨で（③）が形成され，鼻の穴である（④）が前方端となります．鼻腔内は皮膚に続いて（⑤）となり，粘液の分泌と線毛運動による粘液の後方への運搬が行われています．鼻腔内を支配する神経はおもに（⑥）の枝です．上顎神経は（⑦）を出て（⑧）において翼口蓋神経を分枝し，そこに存在する（⑨）から出た後鼻枝が（⑩）を通り鼻腔に進入し分布します．また鼻腔の栄養動脈は顎動脈の枝の（⑪）で，蝶口蓋孔から鼻腔内に進入し分布します．四つの副鼻腔（⑫）（⑬）（⑭）（⑮）も鼻腔同様の上皮と役割を持ち，鼻腔に開いています．上顎洞は中鼻道の（⑯）に開きます．

①	
②	
③	
④	
⑤	
⑥	
⑦	
⑧	
⑨	
⑩	
⑪	
⑫	
⑬	
⑭	
⑮	
⑯	

【問題5】（　）内に入る語句を記せ．

　上咽頭（咽頭鼻部）の粘膜はおもに（①）によって支配されています．上壁には（②）が存在し，（②）自体，または（②）が肥大した状態を（③）と呼びます．また，（④）によって耳管が開口しています．中咽頭（咽頭口部）は，（⑤）より後方の空間で，舌の後ろ1/3（舌根）は咽頭口部に存在し，（⑥）と呼ぶ場合があります．この舌根には，（⑦）と呼ばれる大量のリンパ様組織があり，側壁には（⑧）が存在します．そして，咽頭喉頭部の下端はおよそ（⑨）に相当します．

①	
②	
③	
④	
⑤	
⑥	
⑦	
⑧	
⑨	

【問題6】（　）内に入る語句を記せ．

　気管は，喉頭の下方に続く管で，後方には（①）が存在します．（②）の高さから始まり，およそ第5胸椎の高さで左右の（③）に分かれます．右の気管支は左に比べ（④），そして（⑤）形態を呈しています．さらには　正中となす角度が（⑥）のも特徴です．そのため，気管内に異物が落ちた場合，（⑦）の気管支に侵入する可能性が高くなります．

①	
②	
③	
④	
⑤	
⑥	
⑦	

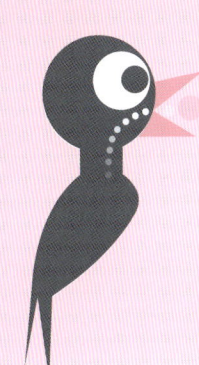

第2章 摂食嚥下機能に欠かせない唾液分泌

　口腔内は唾液により常に潤っています．唾液を分泌する唾液腺には，大唾液腺と小唾液腺があります．大唾液腺は，耳下腺，顎下腺，舌下腺の3種類で，分泌細胞でつくられた唾液が太い導管系により口腔の特定の場所に排泄されます．最も大きい唾液腺は耳下腺です．これら三大唾液腺と小唾液腺から口腔内に分泌される唾液分泌量の合計は，1日に1.0～1.5リットルです．唾液には，炭水化物の消化酵素である唾液アミラーゼを多く含んだ漿液性唾液，粘膜の表面を滑らかにする粘液性唾液，そして両者を持つ混合性唾液があります．

　プロローグでも解説した摂食嚥下機能における「先行期（認知期）」では，目の前の食物からの情報を，視覚や嗅覚が特殊感覚として捉えます．また手指などで触れることによって，触圧覚が物理的性状などの情報を上位脳に送ります．過去の記憶から好き嫌いを決め，さまざまな感覚を統合して，食物の認識を正しく行います．すなわち食物の認識によって生じた「美味しそう」という感情によって，唾液分泌が始まります．

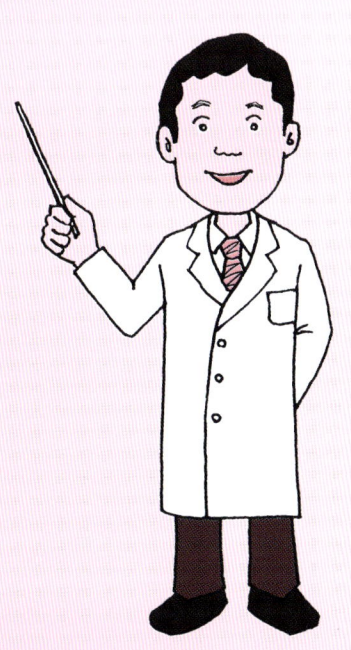

第2章では，唾液腺の位置と周囲の構造，さらに隙について学びましょう．

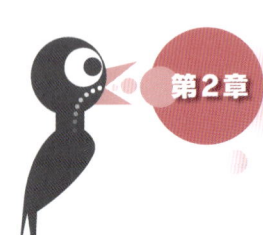

第2章 摂食嚥下機能に欠かせない唾液分泌

1 3大唾液腺

1 耳下腺 — *parotid gland*

　耳下腺は耳下腺隙に存在し，耳の前下方で下顎枝の後縁を後方から包むように位置し，その後端は胸鎖乳突筋の前縁にまで達します（図1）．耳下腺隙には耳下腺のほかに耳下腺リンパ節が存在し，下顎後静脈，外頸動脈，顔面神経などが通過します．耳下腺は，下顎枝後縁より後方で厚くなり，下顎後窩（下顎枝後縁と乳様突起の間にできるくぼみ）に入り込んでいます．

　耳下腺は，漿液性唾液を分泌しています．導管である耳下腺管 parotid duct（ステノン管）は頬骨弓と口角の中間の位置で咬筋上を前走し，咬筋前縁を越えたところで方向を内側に向け，頬脂肪体にもぐり頬筋を貫いて頬粘膜に達します．その開口部を耳下腺乳頭と称し，上顎第二大臼歯付近に位置します．耳下腺内部では茎乳突孔から出た顔面神経が耳下腺神経叢をつくり，この神経叢の外側を浅部，内側で下顎後窩に深く入り込む部分を深層として区別します．ま

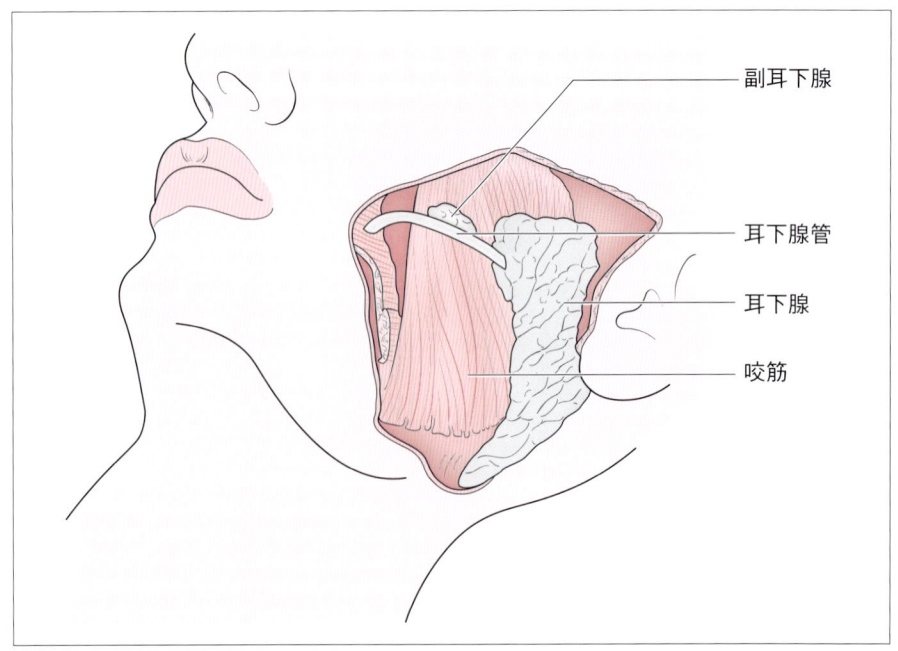

図1　耳下腺の位置と耳下腺管の走行
耳下腺管（ステノン管）は，咬筋上を前走し，頬筋を貫いて口腔内の耳下腺乳頭に開きます．

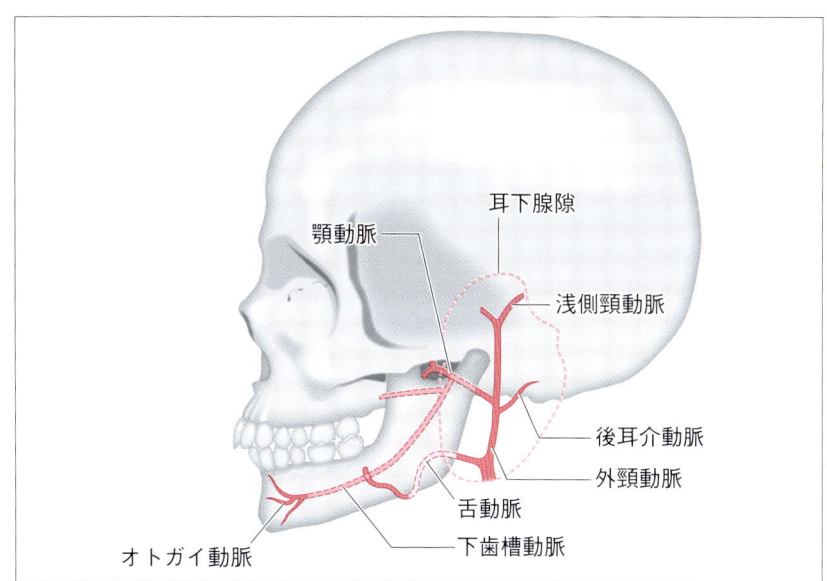

図2 耳下腺隙を走行する外頸動脈の分枝
耳下腺は耳下腺隙に存在し，その周囲を多くの外頸動脈の分枝が走行し，それぞれから栄養動脈を受け入れています．

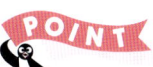

耳下腺隙と周囲の隙との関係

耳下腺隙前方には浅顔面隙が広がります．これは，顔面の皮膚と頬筋で囲まれた空隙ですが大頬骨筋，小頬骨筋など口角結節（モダイオラス）に集まる表情筋と内部の頬筋に囲まれた所のみを頬隙とする場合があります．耳下腺隙を包む結合組織性の筋膜は茎突下顎靱帯と癒合し，その下方が顎舌骨筋下方の空隙である顎下隙です．さらに耳下腺隙は下顎枝内側に位置する翼突下顎隙に近接し一部交通しています．

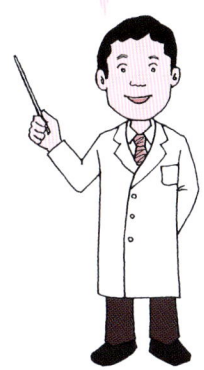

た，前縁では耳下腺管に沿って突出する場合，副耳下腺をつくる場合があります．

耳下腺の分泌は，舌咽神経（第IX脳神経）がもつ副交感神経線維である≪鼓室神経叢→小錐体神経≫が支配しています．小錐体神経は，下顎神経がもつ耳神経節でニューロンを変え，耳介側頭神経に乗って耳下腺に達しています．この神経の節前線維は下唾液核に起始します．そして，上頸神経節でニューロンを変えた交感神経線維は鼓室神経叢で合流し，副交感神経線維とともに耳下腺に向かいます．

耳下腺の栄養動脈は，周囲を走行する外頸動脈，またその分枝である浅側頭動脈，後耳介動脈，顎動脈などからの枝が分布します（図2）．さらには浅側頭動脈の枝の顔面横動脈，中側頭動脈などからも供給を受けます．

2　顎下腺 — *submandibular gland*

顎下腺は口腔底の下方，すなわち顎舌骨筋の下方の空隙である顎下隙に存在します．そして顎舌骨筋後縁から上方に，一部腺体を口腔内すなわち舌下隙に出す鍵型を呈した唾液腺です．顎下隙に存在する部分を浅部，舌下隙に伸びた部分を深部と称します．導管である顎下腺管 submandibular duct（ワルトン管）は深部から出て舌下隙を前走し，舌小帯の下方に達します．その開口部を舌下小丘 sublingual caruncle と称します．また顎下腺管の全長は約 5〜6cm，直径は約 1.5cm 程度です．顎下腺管が舌下隙を前走する途中で，舌神経はその下方をくぐり，舌に達します．

3 舌下腺 — *sublingual gland*

　舌下腺は三大唾液腺のなかで最小で，顎舌骨筋上の空隙である舌下隙に存在します．その上部は舌下ヒダ sublingual fold と称する特殊な粘膜ヒダに覆われ，前方は舌小帯のつけ根の舌下小丘まで続きます（図4）．舌下腺は小舌下腺管 lesser sublingual gland と称する10～20本の腺管を持ち，舌下ヒダに開いています．口腔底粘膜と舌下腺の間に空隙はほとんどみられず，舌下腺の上部を舌神経などが走行することはありません．また，大舌下腺管 greater sublingual gland は顎下腺管と並び舌下小丘に開いています．大舌下腺管に唾液を供給する腺葉群を大舌下腺，小舌下腺管に唾液を供給する腺葉を小舌下腺と区別する場合がありますが，両者間は連続し，組織構造などに違いはありません．

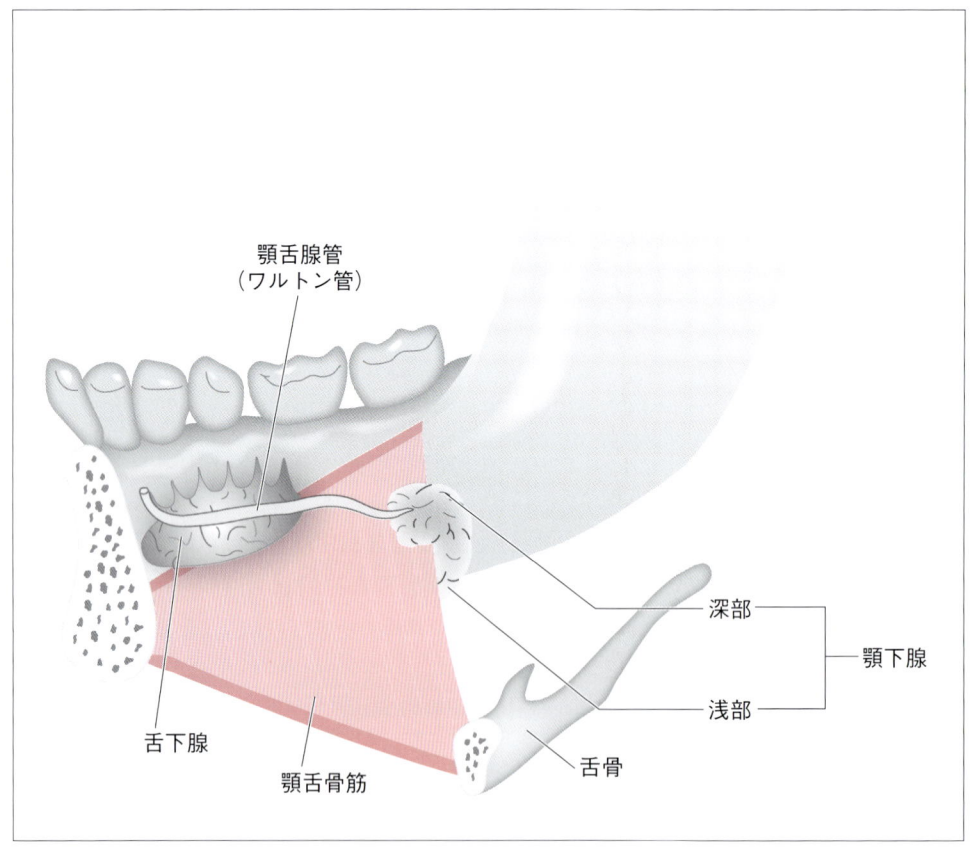

図3　顎下腺，舌下腺からの唾液排出の経路
顎下腺は一部が舌下隙に存在し（深部），そこから顎下腺管が出て，舌神経の上を交叉しながら前走します．そして舌下小丘に開口します．舌下腺は小導管（小舌下腺管）を多く持ち，舌下ヒダに開口します．ただし前方では，一部（大舌下腺管）が舌下小丘に開口します．

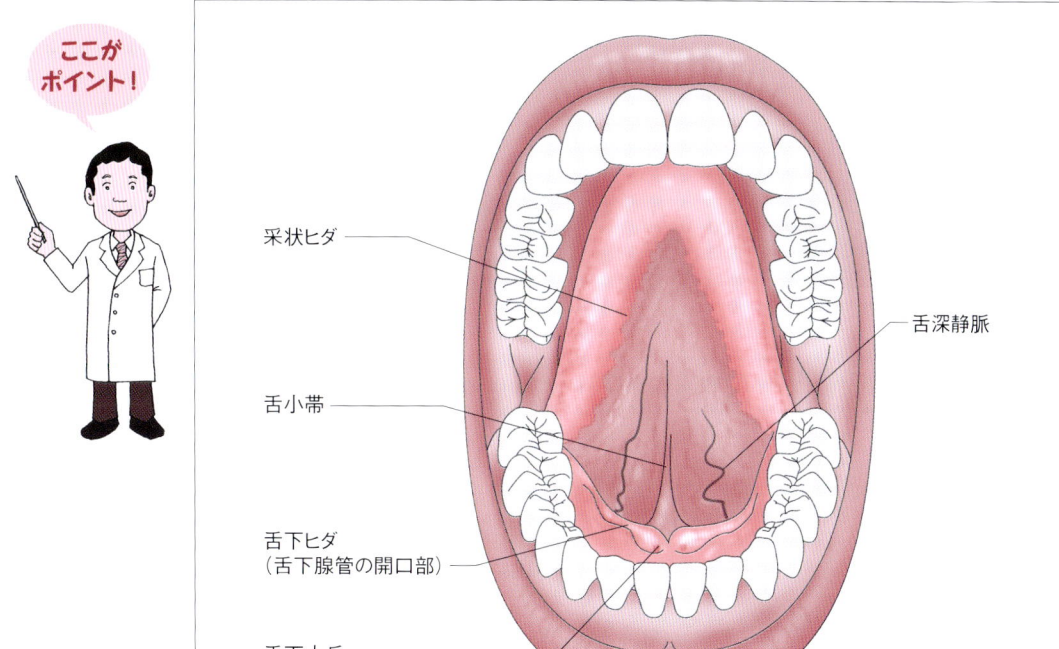

図4 舌下小丘, 舌下ヒダの位置
顎下腺管の開口部である舌下小丘は, 舌小帯のつけ根に左右対称的に存在します. 舌下小丘の後方では, 舌下部粘膜上に舌下ヒダが続きます.

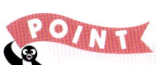

顎下隙

顎下腺を説明する場合に, 顎下三角という言葉を使う場合があります. 顎下三角とは, 下顎骨下縁と顎二腹筋前腹・後腹で囲まれた三角をいい, 内部には顎下腺だけでなく, 顎下リンパ節などを有し, 顔面動脈の分枝であるオトガイ下動脈などが通過する臨床的にもとても重要な部位で, その解剖を立体的にイメージできるようになることが重要です.

　顎下腺の分泌は顔面神経（第Ⅶ脳神経）の枝の鼓索神経がもつ副交感神経線維が支配しています. 鼓索神経は顔面神経管内で顔面神経から分岐し, 錐体鼓室裂を通り, 舌神経に合流します. その後舌神経がもつ顎下神経節でニューロンを変え, 顎下腺に達します. この神経の節前線維は上唾液核に起始します. 顔面神経が鼓索神経分岐部より上位で損傷を受けた場合, 唾液分泌に異常がみられます. 舌下腺の分泌は顎下腺と同様, 顔面神経（第Ⅶ脳神経）の枝の鼓索神経がもつ副交感神経線維が支配しています.

　顎下腺は漿液腺房が優位な混合腺で, 舌下腺は粘液腺房が優位な混合腺です.

　顎下腺の栄養動脈は, 顔面動脈の腺枝だけでなく, 周囲を走行する顔面動脈本幹からの直接枝, オトガイ下動脈・上行口蓋動脈からの枝などが分布します. さらには舌動脈の枝も分布する場合があります. 舌下腺の栄養動脈は, 主に舌動脈からの直接枝です. また舌動脈の枝である舌下動脈, 舌深動脈からも供給を受けます. そして顔面動脈の枝であるオトガイ下動脈の枝も分布する場合があります.

> ≪COFFEE BREAK≫
>
> 緊張した状態などを表す「固唾を呑む」とは,「事のなりゆきを案じなどして息を凝らすさま【広辞苑】」をいいます.すなわち緊張して交感神経が優位になり,口腔内の唾液の分泌量が減り,粘度を増した状態を「唾液が固くなった」と表現しているのです.

2 小唾液腺

1 口唇腺 — *labial salivary gland*

上唇・下唇粘膜下に帯状に広がる混合腺です.口唇粘膜と口輪筋の間に存在し,その外側端は小臼歯部付近に及びます.導管は口唇粘膜に開口し,口腔前庭に唾液を分泌しています.

2 前舌腺 — *anterior lingual gland*

舌下面で舌尖近くの粘膜下で,舌中隔を中心に左右対称に存在する粘液腺優位の混合腺です.導管は4〜6個で乳頭状に開口しています.ブランディン・ヌーン腺と呼ぶ場合があります.

3 後舌腺 — *posterior lingual gland*

舌根部から舌側縁の後部の粘膜下に広がる純粘液腺です.舌扁桃に付随するように存在しています.

4 エブネル腺 — *gland of von Ebner*

有郭乳頭,葉状乳頭部直下の粘膜下に存在する純漿液腺です.導管は乳頭周囲の溝の最深部に開口しています.

5 頰腺 — *buccal gland*

頰粘膜の粘膜下で,特に耳下腺管が頰筋を貫く部位周辺に多く存在する粘液性優位な混合腺です.頰筋の外側部分に腺房が主に認められますが,頰筋の筋線維間,頰筋と頰粘膜の間にも存在します.

6 臼後腺 — *retromolar gland*（臼歯腺 *molar gland* と同義）

最後臼歯後方の臼後三角に位置するレトロモラーパッド（高く粘膜が隆起した部分）に存在する粘液腺です.導管はレトロモラーパッド上の粘膜に多数開口しています.

7 口蓋腺 — palatine gland

　軟口蓋のほぼ全域（正中と周辺には少ないか存在しません）から硬口蓋の一部，すなわち口蓋溝付近を中心に第一大臼歯近心付近まで存在する粘液性が非常に優位な混合腺です（一部は純粘液腺）．硬口蓋は咀嚼粘膜でおもに覆われますが，口蓋腺の存在する口蓋溝付近は粘膜下組織の存在する被覆粘膜で覆われています．多数の導管が口蓋粘膜に開口しています．

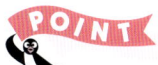

口蓋小窩
口蓋腺からの粘液腺管の癒合によってできたくぼみを口蓋小窩といいます．すなわち口蓋小窩は口蓋腺の開口部です（図5）．しかし小窩として存在しないこともあります．口蓋小窩の位置は，口蓋縫線の両側でほぼ硬口蓋の後縁と一致し，特に総義歯における義歯後縁の位置を決める際の指標となります．また，粘液性の唾液の分泌により義歯の辺縁封鎖に役立ちます．

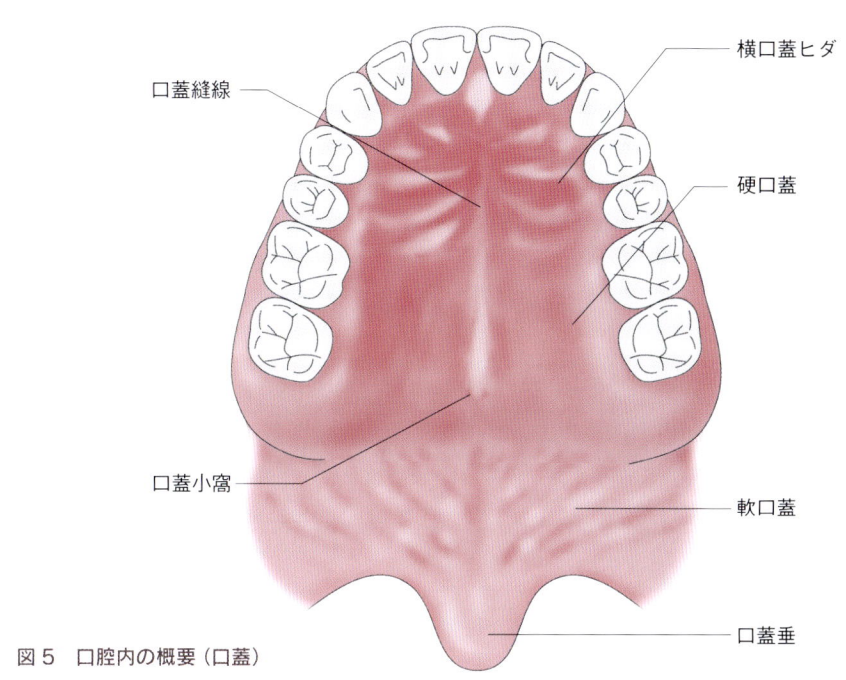

図5　口腔内の概要（口蓋）

8 腺の支配神経

　筋と支配神経の関係は基本的に「1対1」で，非常にクリアに説明が可能です．しかし小唾液腺と支配神経の関係はクリアに説明できないものがあります．すなわち副交感神経線維は，さまざまな神経を経由して目的の腺組織に達するため，さらには腺組織によっては広範に広がり，周囲の腺組織と境界が近接しているものもあり，その支配神経を説明することが難しい場合があるのです．

　唾液腺と支配神経についてはっきりと説明できるものを列記します．口裂より上方の腺，すなわち涙腺，鼻腺，口蓋，上唇の腺は顔面神経（第Ⅶ脳神経）の枝の大錐体神経が支配します．口裂より下方，すなわち下唇，前舌腺，口腔底に開口する顎下腺，舌下腺は顔面神経（第Ⅶ脳神経）の枝の鼓索神経が支配します．唾液分泌に関与する顔面神経の副交感神経線維は，上唾液核から起始します．また，耳下腺，エブネル腺，後舌腺は舌咽神経が支配します．唾液分泌に関与する舌咽神経の副交感神経線維は，下唾液核から起始します．

第2章 知識確認試験

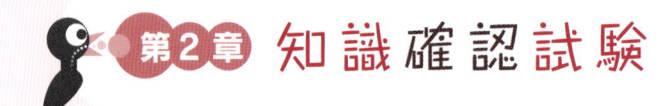

解答はページ下

Q1：ステノン管が貫くのはどれか．一つ選べ．
a. 咬筋
b. 頰筋
c. 笑筋
d. 口輪筋
e. 広頸筋

Q2：ワルトン管の下方を通るのはどれか．一つ選べ．
a. 舌神経
b. 頰神経
c. 上唇動脈
d. 下唇動脈
e. 下歯槽神経

Q3：前舌腺が存在するのはどれか．一つ選べ．
a. 舌扁桃周囲粘膜下
b. 舌側縁の後方粘膜下
c. 舌体中央の舌背粘膜下
d. 分界溝前方の舌背粘膜下
e. 舌尖付近の舌下面粘膜下

Q4：エブネル腺が存在するのはどれか．二つ選べ．
a. 舌扁桃周囲粘膜下
b. 茸状乳頭周囲粘膜下
c. 有郭乳頭周囲粘膜下
d. 葉状乳頭周囲粘膜下
e. 糸状乳頭周囲粘膜下

Q5：口蓋腺の分泌を支配する副交感神経線維がニューロンを変えるのはどれか．一つ選べ．
a. 耳神経節
b. 顎下神経節
c. 上頸神経節
d. 翼口蓋神経節
e. 毛様体神経節

Q6：口蓋腺の分泌を支配する交感神経線維がニューロンを変えるのはどれか．一つ選べ．
a. 耳神経節
b. 顎下神経節
c. 上頸神経節
d. 翼口蓋神経節
e. 毛様体神経節

Q7：耳下腺の分泌を支配する神経はどれか．一つ選べ．
a. 第Ⅴ脳神経
b. 第Ⅶ脳神経
c. 第Ⅸ脳神経
d. 第Ⅹ脳神経
e. 第Ⅺ脳神経

Q8：純漿液腺はどれか．二つ選べ．
a. 舌下腺
b. 顎下腺
c. 上唇腺
d. 耳下腺
e. エブネル腺

Q1：b　Q2：a　Q3：e　Q4：c, d　Q5：d　Q6：c　Q7：c　Q8：d, e

第2章 摂食嚥下機能に欠かせない唾液分泌

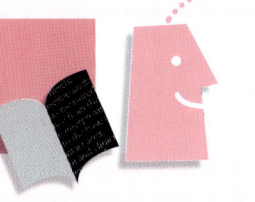

知識の確認

解答は p.75〜76

【問題1】（　）内に入る語句を記せ．

耳下腺は（　①　）に存在します．（　①　）には耳下腺のほかに（　②　）が存在し，（　③　），外頸動脈，（　④　）などが通過します．耳下腺は，（　⑤　）唾液を分泌しています．導管である（　⑥　）は（　⑦　）を貫いて上顎第二大臼歯付近で（　⑧　）から開口します．耳下腺の分泌は（　⑨　）がもつ副交感神経線維である《鼓室神経→（　⑩　）神経》が支配しています．（　⑩　）は，下顎神経がもつ（　⑪　）神経節でニューロンを変え，耳介側頭神経を通り耳下腺に達しています．この神経の節前線維は（　⑫　）に起始します．そして（　⑬　）でニューロンを変えた交感神経線維は鼓室神経叢で合流し，副交感神経線維とともに耳下腺に向かいます．

①	
②	
③	
④	
⑤	
⑥	
⑦	
⑧	
⑨	
⑩	
⑪	
⑫	
⑬	

【問題2】（　）内に入る語句を記せ．

顎下腺はおもに顎下隙に存在します．導管である顎下腺管（ワルトン管）は（　①　）から開口します．顎下腺の分泌は（　②　）神経の枝の（　③　）神経が支配しています．（　③　）神経は顔面神経管内で顔面神経から分岐し，（　④　）を通り，（　⑤　）神経に合流します．その後舌神経がもつ（　⑥　）神経節でニューロンを変え，顎下腺に達します．この神経の節前線維は（　⑦　）に起始します．舌下腺は（　⑧　）に存在します．導管は（　⑨　），（　⑩　）に開いています．舌下腺の分泌は顎下腺と同様の神経に支配されます．顎下腺，舌下腺は（　⑪　）腺です．

①	
②	
③	
④	
⑤	
⑥	
⑦	
⑧	
⑨	
⑩	
⑪	

【問題3】（　）内に入る語句を記せ．

軟口蓋を中心に拡がる小唾液腺は（　①　）腺で，性状は粘液性が非常に優位な混合腺または（　②　）です．（　③　）神経が分泌を支配しています．（　①　）腺からは多数の導管が口蓋粘膜に開口しています．この導管の癒合により，口蓋縫線の両側でほぼ硬口蓋の後縁に一致した部位に（　④　）が存在しています．

①	
②	
③	
④	

MEMO

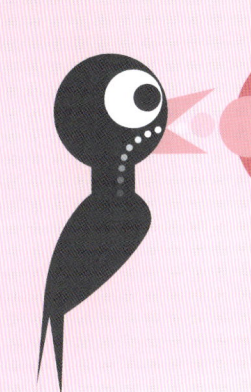

第3章 準備期1：口腔への取り込み

食事の際，我々はその食品に合わせた適量を噛み切り，口腔へ運び入れています．先行期（認知期）において視覚，嗅覚，触覚などからの情報を過去の記憶に照らし合わせ，美味しく食べるための量を意識的に決定しているのです．そして上唇，下唇，頬，下顎の骨などが動き，決定した適量を噛み切るための動作が始まります．その動作の主体となるのは下顎骨の動きです．この章ではまず下顎骨を持ち上げるための筋群の解説をします．下顎骨が持ち上がり，前歯によって食品を噛み切ります．食品が固形物であればそれでよいのですが，スイカなどのような固形物＋水分が多く含まれた食品では，噛み切ったときに上下の口唇が口腔内から水分がこぼれ落ちないように口元をしめています．また，ケーキのような軟らかい食品では，口唇も使って口腔に入れる食品を噛み切っています．そこで，上下の口唇を動かす筋，そして口元をしめる筋群についての解説も加えます．

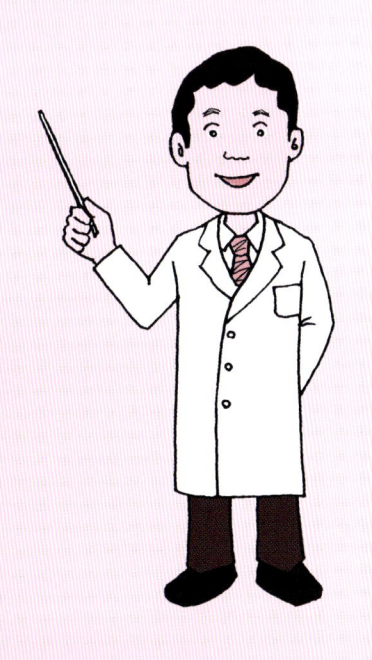

この動作を行う筋群を皮膚を透かしてイメージできるようになることが大切！！

第3章 準備期1：口腔への取り込み

1 咀嚼筋

1 咬筋 — *masseter*

咬筋は，頰骨上顎突起から後方の頰骨弓にかけ付着しており，この部が起始部となります．頰骨弓とは，頰骨側頭突起と側頭骨頰骨突起でできた弓状の構造物です．咬筋は浅部 superficial part と深部 deep part からなります．浅部は，頰骨上顎突起から頰骨弓の前2/3程度の位置から起始しています．咬筋深部は，頰骨弓下縁から内面に至る領域より起始しています．そして，咬筋は咬筋粗面を中心に，下顎枝の外面に広く停止しています．この起始部と停止部の位置関係から，咬筋の収縮によって下顎は挙上します．

また，咬筋に血液供給しているのは顎動脈の枝の咬筋動脈 masseteric artery です．側頭下窩，すなわち外側翼突筋外側面（まれに内面）を前走する顎動脈が，その途中で咬筋動脈を分枝し，咬筋神経同様下顎切痕を通り，咬筋内部に進入し分布しています（図2）．

POINT

咬筋は三叉神経（第Ⅴ脳神経）第3枝の下顎神経（V_3）の分枝に支配されています．この分枝は咬筋神経で masseteric nerve です．側頭下窩に存在する外側翼突筋上で下顎神経より分枝し，外側翼突筋上を外側に走行したのち，下顎切痕を通り咬筋内面に達し，咬筋内部に進入します．

2 側頭筋 — *temporalis*

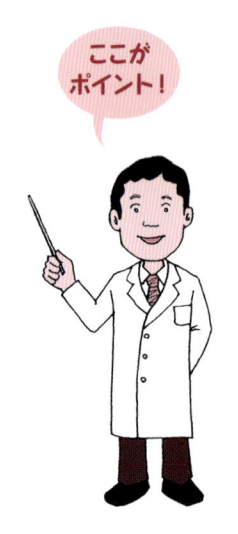

側頭筋は，広く側頭窩から起始し，筋線維束は筋突起に集まり停止する扇形の筋です．側頭窩の上縁は，上・下側頭線です．上・下側頭線 superior・inferior temporal line の前端は，前頭骨頰骨突起 zygomatic process of frontal bone から頰骨前頭突起 frontal process of zygomatic bone で構成される内面部分です．そこから前頭骨，頭頂骨にかけ扇状に広がり，側頭骨の乳突上稜 supramastoid crest of temporal bone に達します．側頭窩の外側は頰骨弓内面で，下縁では内側部に存在する側頭下窩と交通しています．また側頭筋の一部筋束は，側頭筋膜 temporal fascia からも起始します．側頭筋膜は強靱な腱膜で，側頭窩の外側縁となります．側頭筋は扇状を呈することから，前方の筋線維束群は上下的に走行し，下顎を挙上しています．しかし後部筋線維束は，起始部から停止部へ向かい水平に走行することから，筋の収縮時下顎は後方に引かれます．

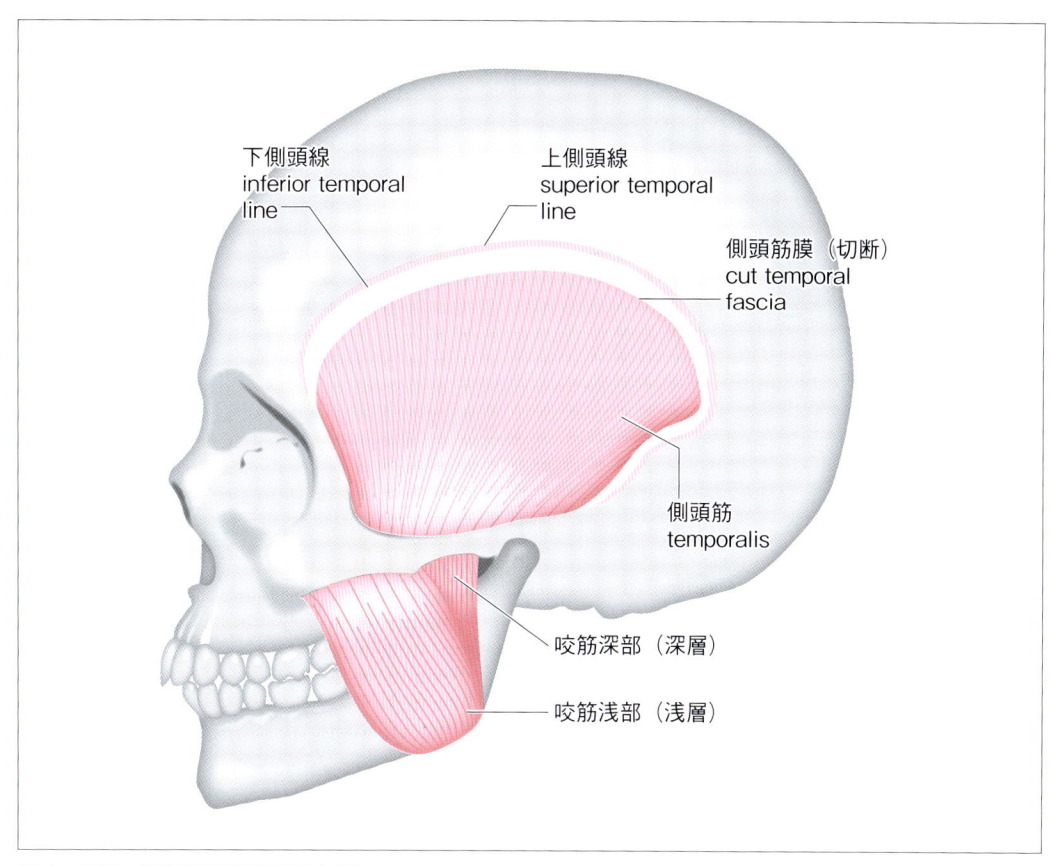

図1 咬筋，側頭筋の側方面観（左側）

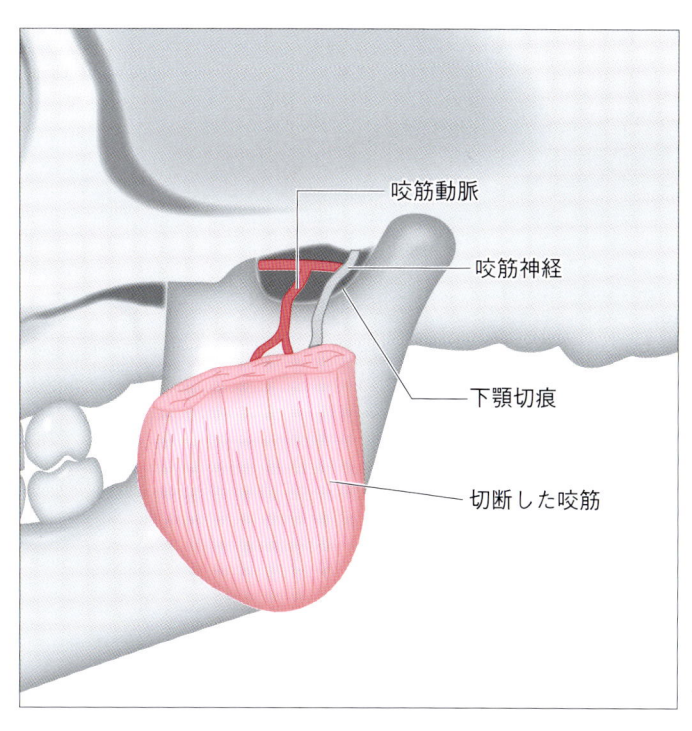

図2 咬筋神経と咬筋動脈の進入位置
咬筋神経と咬筋動脈は，下顎切痕を通り咬筋内面へ達し，咬筋内部に分布しています．

25

POINT

側頭筋は三叉神経（第Ⅴ脳神経）第3枝の下顎神経（V₃）の分枝に支配されています．この分枝は深側頭神経で deep temporal nerve で，側頭下窩の外側翼突筋上で通常2本が前後に外側へ向かい走行し，側頭筋内分に進入しています．

また，側頭筋に血液供給しているのは顎動脈 maxillary artery の枝の深側頭動脈 deep temporal artery で，側頭下窩の外側翼突筋外面を顎動脈が前走中に通常2本が分岐し，側頭筋の最内側から筋内に進入分布しています．深側頭動脈以外にも浅側頭動脈 superficial temporal artery の枝の中側頭動脈 middle temporal artery，最表層では浅側頭動脈からの前頭枝，頭頂枝の枝も筋内に進入分布しています（図3）．

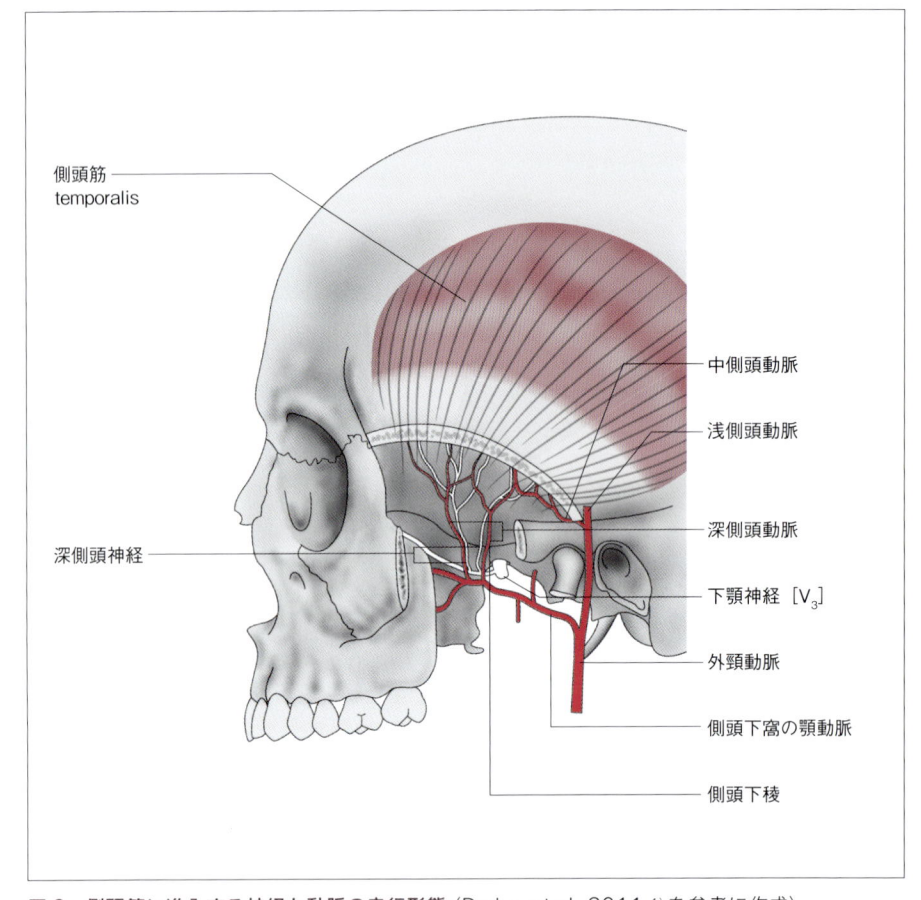

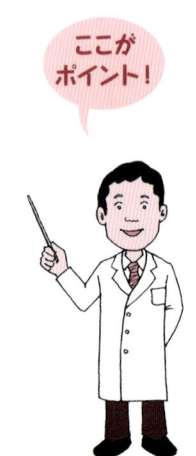

ここがポイント！

図3 側頭筋に進入する神経と動脈の走行形態（Drake, et al, 2011.¹⁾を参考に作成）
深側頭神経と深側頭動脈は，側頭下窩で側頭筋内面より筋内に進入分布します．また，側頭筋には浅側頭動脈の分枝である中側頭動脈なども分布しています．

3 内側翼突筋——*medial pterygoid*（図4）

　内側翼突筋は蝶形骨 sphenoid bone の翼突窩 pterygoid fossa から起始し，下顎枝内面のおもに翼突筋粗面に停止しています．翼突窩とは，翼状突起 pterygoid process の内側板 medial plate および外側板 lateral plate で構成されるくぼみです．また内側翼突筋の一部筋線維束は，上顎結節から口蓋骨 pal-

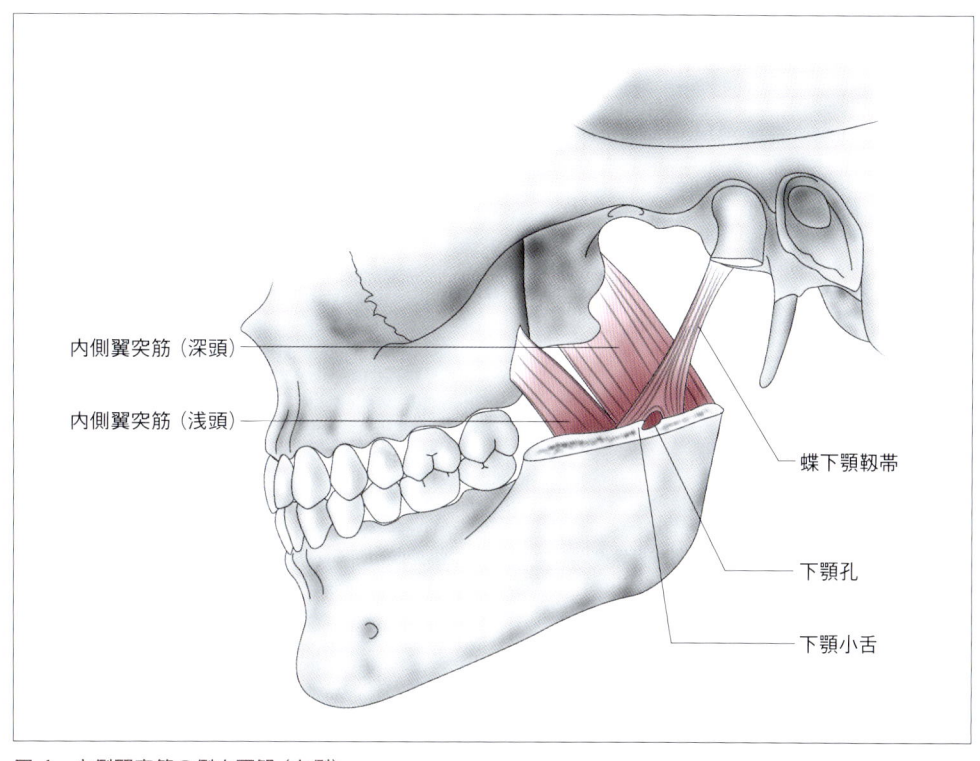

図4　内側翼突筋の側方面観（左側）

atine bone の錐体突起にかけた部位からも起始しています．すなわち内側翼突筋は起始部が2か所に分かれる2頭筋で，外側翼突筋の最下部を挟むように起始しています．この起始部と停止部の位置関係から，咬筋の収縮によって下顎は挙上します．さらに下顎骨をはさむように位置する咬筋と内側翼突筋は，咀嚼中における下顎の側方運動にも役立っています．

　また，内側翼突筋に血液供給しているのは顎動脈 maxillary artery の枝の翼突筋枝です．さらに内面からは中硬膜動脈の枝，上行口蓋動脈の枝も進入分布しています．上行口蓋動脈は内側翼突筋に沿って上行し，おもに軟口蓋の栄養動脈として分布しますが，この上行する過程で内側翼突筋にも分枝を出しているのです．

　また，内側翼突筋と下顎枝の間には翼突下顎隙と呼ばれる空隙があり，下歯槽神経，下歯槽動脈，蝶下顎靱帯などが存在します．

POINT
内側翼突筋は，三叉神経（第Ⅴ脳神経）第3枝の下顎神経（V₃）の分枝に支配されています．この分枝は内側翼突筋神経で nerve to medial pterygoid です．

4　外側翼突筋 — *lateral pterygoid*

　外側翼突筋は上頭 superior head (upper head)，下頭 inferior head (lower head) からなる2頭筋です．上頭は蝶形骨大翼の側頭下面と側頭下稜から起始します．この部位はちょうど側頭下窩の上壁の一部に相当します．そこから水平に走行し一部は関節円板，一部は下顎骨の翼突筋窩に停止します．下頭は翼状突起外側板外面から広く起始し，走行途中上頭の筋線維束と合流し翼突筋窩に停止します．外側翼突筋は起始部と停止部の位置関係から，左右の外側翼突筋が同時に収縮した場合，下顎は前進します．咬合した状態から下顎が前進すると上下顎は開きます．このことから外側翼突筋を開口筋とする場合があります．また，片側の外側翼突筋が収縮すると，下顎は収縮した側と逆方向へ引かれます．すなわち下顎に側方運動が生じます．よって，外側翼突筋は，下顎の前方，側方運動に役立っています．

　また，外側翼突筋に血液供給しているのは顎動脈 maxillary artery の枝の翼突筋枝です．さらに深側頭動脈の枝，頰動脈の枝，内面からは中硬膜動脈の枝も分布しています．

> 外側翼突筋は三叉神経（第Ⅴ脳神経）第3枝の下顎神経（V₃）の分枝に支配されています．この分枝は外側翼突筋神経で nerve to lateral pterygoid です．

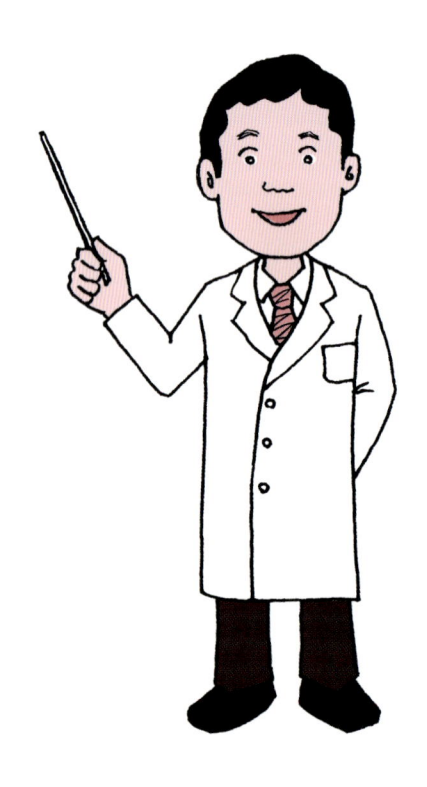

表1 咀嚼筋の起始部と停止部

筋	起始部	停止部
咬筋	頬骨弓（下縁）	咬筋粗面（下顎枝外面）
側頭筋	側頭窩	筋突起
内側翼突筋	翼突窩	翼突筋粗面（下顎枝内面）
外側翼突筋	〈上頭〉蝶形骨大翼側頭下面 〈下頭〉翼状突起外側板外面	翼突筋窩 一部の筋線維束は関節円板に停止

表2 咀嚼筋の支配神経，作用，栄養動脈

筋	支配神経	作用	おもな栄養動脈
咬筋	咬筋神経	下顎の挙上，側方運動	咬筋動脈（顎動脈）
側頭筋	深側頭神経	下顎の挙上，後退	深側頭動脈（顎動脈） 中側頭動脈（浅側頭動脈）
内側翼突筋	内側翼突筋神経	下顎の挙上，側方運動	翼突筋枝（顎動脈）
外側翼突筋	外側翼突筋神経	下顎の前進，側方運動	翼突筋枝（顎動脈） 深側頭動脈（顎動脈） 頬動脈（顎動脈）

2 口唇と頬の動きを担う表情筋（図5）

1 大頬骨筋 — *zygomaticus major*

大頬骨筋は頬骨側頭突起より起始し，口角付近で角度を変え口輪筋に合流し，上唇の皮膚に停止しています．深層の一部筋線維束は口角から下唇内部の口輪筋に合流し，下唇の皮膚に停止しています．大頬骨筋の機能は，スマイルラインをつくること，すなわち笑顔のときに口角を上外方に引いています．

2 小頬骨筋 — *zygomaticus minor*

小頬骨筋は頬骨前面より起始し，鼻翼外側付近で角度を変え口輪筋に合流し，上唇の皮膚に停止しています．小頬骨筋の機能は，おもに笑顔の時に口角を上外方に引いています．

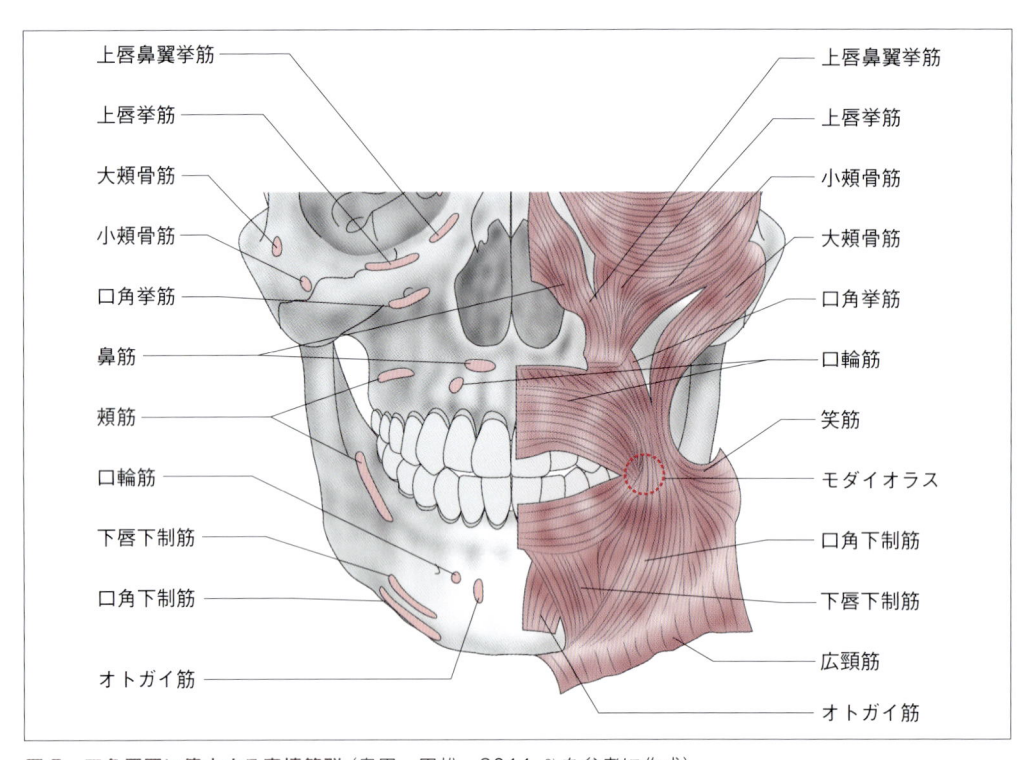

図5 口角周囲に停止する表情筋群（島田，田松，2011.[2]を参考に作成）
口裂周囲の表情筋の多くはモダイオラス付近に集まり，口裂を閉じる際，口角をしっかり閉じることに役立っています．

3 上唇挙筋 — *levator labii superioris*

上唇挙筋は眼窩下孔上部より起始し，鼻翼外側付近で口輪筋に合流し，上唇の皮膚に停止しています．上唇挙筋の機能は，おもに上唇，鼻唇溝の挙上です．

4 上唇鼻翼挙筋 — *levator labii superioris alaeque nasi*

上唇鼻翼挙筋は上顎骨前頭突起より起始し，鼻翼外側付近で角度を変え口輪筋に合流し，上唇の皮膚に停止しています．上唇鼻翼挙筋の機能は，おもに上唇，鼻唇溝および鼻翼の挙上です．

5 口角挙筋 — *levator anguli oris*

口角挙筋は犬歯窩より起始し，口角付近で大頬骨筋に分け入り，口角および一部筋束は下唇の皮膚に停止しています．口角挙筋の機能は，笑顔のときに口角を上方に引いています．

6 笑　筋 — *risorius*

笑筋は頬部ほぼ中央の皮膚および咬筋筋膜より起始し，水平に前走し口角の外方の皮膚に停止します．笑筋の機能は，口角を外方に引いています．また，停止する部位によってえくぼをつくることがあります．

7 口角下制筋 — *depressor anguli oris*

口角下制筋は下顎底の第一大臼歯から犬歯付近より起始し，口角付近で口輪筋と合流し上唇の皮膚に停止しています．口角下制筋の機能は，口角を下方に引いています．特に不機嫌な顔をつくるときに働きます．

8 下唇下制筋 — *depressor labii inferioris*

下唇下制筋は下顎底の前半部より起始し，下唇の皮膚に停止しています．口角下制筋より深層に位置します．口角下制筋の機能は，下唇を下方に引いています．

9 オトガイ筋 — *mentalis*

オトガイ筋は下顎前歯部歯槽隆起より起始し，オトガイの皮膚に呈しています．オトガイ筋の機能は嚥下時，口腔前庭の粘膜を上方に引きます．嚥下時オトガイ部の皮膚が上方に引かれるため，その位置がわかります．

POINT

顔面神経は，アブミ骨筋，表情筋，広頸筋，茎突舌骨筋，顎二腹筋後腹，（上・前・後）耳介筋，前頭筋，後頭筋，広頸筋などを支配しています．
顔面神経の運動神経線維の中で，茎乳突孔から出た運動神経線維の一部は耳下腺の深部に向かいます．そこで側頭枝，頬骨枝，頬筋枝，下顎縁枝，頸枝を分枝し，表情筋に広く分布しています．

10 頬　筋 — *buccinator*

　頬筋は頬部の最深部に位置する大きな筋で，口腔内からの位置では頬粘膜直下には頬筋のみが存在することになります．上顎歯槽部外面から翼突下顎縫線，そして下顎大臼歯部頬筋稜を中心とした部位に至る広い領域から起始し，頬部を前走します．そして上唇，下唇内部の口輪筋に合流します．頬筋のほぼ中央の上下の筋束は，口角付近で交錯し，上部筋束は下唇へ，下部筋束は上唇へ向かいます（図6）．頬筋の機能は咀嚼，嚥下時に収縮し，頬部を歯列に近づけます．開口時は弛緩します．

11 口輪筋 — *orbicularis oris*

　口裂周囲を取り囲む筋で，口の周囲の多くの表情筋がその構成に役立っています．すなわち上唇内部の口輪筋には，頬筋を主として，大頬骨筋，小頬骨筋，上唇挙筋，上唇鼻翼挙筋，笑筋，口角下制筋のそれぞれの筋束が口輪筋の構成に関与しています．下唇内部の口輪筋には，上唇同様頬筋を主として，大頬骨筋，口角下制筋，下唇下制筋，口角挙筋，笑筋のそれぞれの筋束が口輪筋の構成に関与しています．

　口輪筋の機能はおもに咀嚼，嚥下時に収縮し，口裂を閉鎖します．

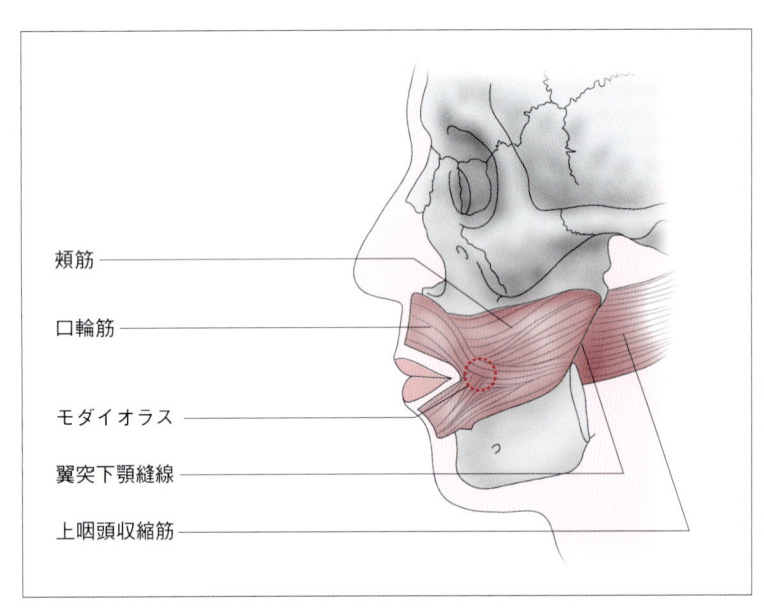

図6　頬筋の走行形態
翼突下顎縫線からは前方に頬筋が走行し，後方へは上咽頭収縮筋が走行しています．この両筋の連続的な走行形態によって，咀嚼終了後の食塊が，嚥下するため咽頭へスムーズに送られています．

文献
1) Richard L Drake, Adam WM Mitchell, A Wayne Vogl 著，塩田浩平，浦口春道，大谷浩，杉本哲夫訳：グレイ解剖学　原著第2版，エルゼビアジャパン，東京，2011．
2) 島田和幸，田松裕一：頭頸部の筋．口腔解剖学，脇田稔，山下靖雄監修，医歯薬出版，東京，p.75-83，2009．

第3章 知識確認試験

解答はページ下

Q1：咬筋が付着するのはどれか．二つ選べ．
a 頰骨
b 前頭骨
c 蝶形骨
d 口蓋骨
e 側頭骨

Q2：側頭筋の収縮によって下顎が動く方向はどれか．二つ選べ．
a 前方
b 上方
c 外方
d 内方
e 後方

Q3：翼突下顎隙を通るのはどれか．二つ選べ．
a 舌神経
b 大口蓋神経
c 眼窩下神経
d 下歯槽神経
e オトガイ神経

Q4：内側翼突筋に分布するのはどれか．一つ選べ．
a 翼突筋枝
b 舌下動脈
c 蝶口蓋動脈
d 下歯槽動脈
e オトガイ下動脈

Q5：関節円板に付着するのはどれか．一つ選べ．
a 前頭筋
b 顎舌骨筋
c 茎突舌骨筋
d 内側翼突筋
e 外側翼突筋

Q6：犬歯窩から起始するのはどれか．一つ選べ．
a 笑筋
b 頰筋
c 口角挙筋
d 上唇挙筋
e 大頰骨筋

Q7：翼突下顎縫線に付着するのはどれか．一つ選べ．
a 笑筋
b 頰筋
c 口角挙筋
d 上唇挙筋
e 大頰骨筋

Q8：オトガイ筋を支配する神経はどれか．一つ選べ．
a 第Ⅴ脳神経
b 第Ⅶ脳神経
c 第Ⅸ脳神経
d 第Ⅹ脳神経
e 第Ⅺ脳神経

Q1：a, e　Q2：b, e　Q3：a, e　Q4：a　Q5：e　Q6：c　Q7：b　Q8：b

第3章 準備期1：口腔への取り込み

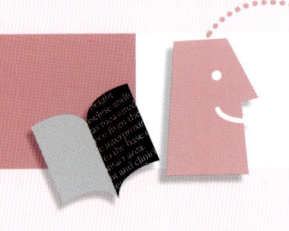

知識の確認

解答は p.76

【問題1】（　）に入る語句を記せ．

咬筋は（ ① ）から起始し，（ ② ）に停止します．咬筋の収縮によって下顎は（ ③ ）します．支配神経は，（ ④ ）の分枝の（ ⑤ ）です．また，咬筋に血液供給しているのは（ ⑥ ）の枝の（ ⑦ ）が主です．

側頭筋は（ ⑧ ）から起始し，（ ⑨ ）に停止します．側頭筋の収縮によって下顎は（ ⑩ ）または（ ⑪ ）します．支配神経は，（ ⑫ ）の分枝の（ ⑬ ）です．また，側頭筋に血液供給しているのは（ ⑭ ）の枝の（ ⑮ ）と（ ⑯ ）の枝の（ ⑰ ）が主です．

内側翼突筋は（ ⑱ ）から起始し，（ ⑲ ）に停止します．内側翼突筋の収縮によって下顎は（ ⑳ ）します．支配神経は，（ ㉑ ）の分枝の（ ㉒ ）です．また，内側翼突筋に血液供給しているのは，おもに（ ㉓ ）の枝の（ ㉔ ）です．

外側翼突筋は（ ㉕ ）および（ ㉖ ）から起始し，（ ㉗ ）および（ ㉘ ）に停止します．外側翼突筋は起始部と停止部の位置関係から，左右の外側翼突筋が同時に収縮した場合，下顎は（ ㉙ ）します．また，片側の外側翼突筋が収縮すると，下顎は収縮した側と（ ㉚ ）へ引かれます．すなわち下顎に（ ㉛ ）が生じます．支配神経は，（ ㉜ ）の分枝の（ ㉝ ）です．また，外側翼突筋に血液供給しているのは（ ㉞ ）の枝の（ ㉟ ）が主です．

【問題2】(　　)に入る語句を記せ．

　口角付近に集まる表情筋は，口角上部に外側から(　①　),(　②　),(　③　),(　④　)が並んでいます．さらに深部で犬歯窩から(　⑤　)が起始して口輪筋に合流しています．頰筋は上下歯槽部および(　⑥　)から起始し，前走したのち口輪筋に合流しています．この(　⑥　)は，後方の上咽頭収縮筋の起始部でもあります．表情筋はすべて(　⑦　)に支配されます．この神経は外頭蓋底の(　⑧　)から出て，顔面部に分布します．

①	
②	
③	
④	
⑤	
⑥	
⑦	
⑧	

MEMO

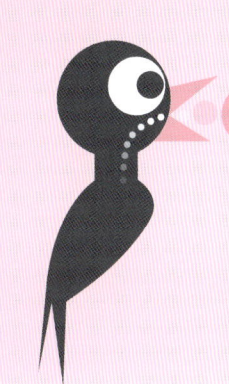

第4章 準備期2：咀嚼のメカニズム

準備期1で噛み切り，口腔に取り込んだ食品を，次は口腔内で噛み砕き，唾液を混ぜ，そして飲み込みやすい形状に変えることが「咀嚼」です．すなわち，嚥下を基準に考えると，口腔への取り込みから咀嚼の時期は，「嚥下の準備をする」という役割を持つことから「準備期」と呼ばれます．咀嚼を広辞苑で調べると「噛みくだくこと．噛みくだいて味わうこと」「物事や文章などの意味をよく考えて味わうこと」とあります．すなわち食事を「おいしい」と感じる時期が「準備期2」なのです．では咀嚼は，どのような組織がその機能を担っているのでしょう？　下の図のように咀嚼中の口腔内の動きをエックス線テレビで撮影し，シェーマ化したもので解説します．部位は第一大臼歯部です．

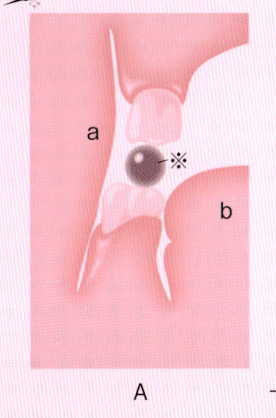

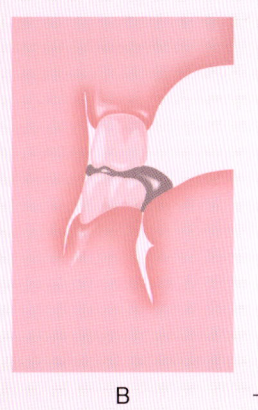

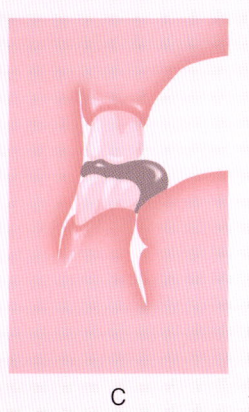

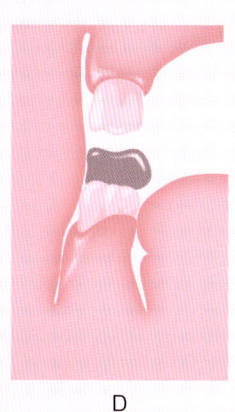

A → B → C → D

図1　咀嚼中の口腔内の動き
【※：食品，a：頬粘膜，b：舌】

上下の歯の両側に頬と舌があります．口のなかに入った食物は，頬と舌によって，この歯の上に運ばれます（図-A）．そして上の歯と下の歯によって「噛む」（図-B）．このとき，頬は歯によって噛まれた食物がなるべく頬側に落ちないように壁を作ります．そうすると噛まれた食物は舌側に落ちます（図-B）．舌はこの落ちた食物に唾液を混ぜ（図-C），次の瞬間また歯の上に食物を運びます（図-D）．そして「噛む」．この繰り返しが咀嚼です．この間，唾液と混ざった食物からの脳へ「おいしい」という情報が送信されます．

この頬の動きを担うのが第3章で解説した表情筋です．第4章では咀嚼運動に重要な機能を担う「口蓋と舌の構造と機能」について解説します．

第4章　準備期2：咀嚼のメカニズム

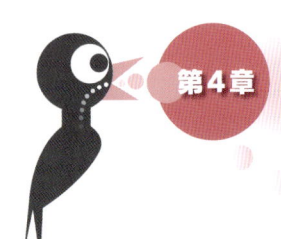

1　頭部前額断面の解剖

　図2は，第一大臼歯部の前額断面です．右側の歯列より外側をみると，頬粘膜との間に空間があります．この空間を口腔前庭 buccal cavity (oral vestibule) と呼びます．そして口腔粘膜直下には，頬筋の断面図がみられます．咀嚼中の頬粘膜の動きに，最も重要な役目を担っているのが頬筋なのです．また，この頬粘膜には頬腺 buccal gland があり，頬腺からの唾液も咀嚼運動をスムーズにするために役立っています．さらにこの頬粘膜には，耳下腺からの唾液を排出する耳下腺乳頭が，頬筋を貫いて上顎第二大臼歯相当部に開口しています．咀嚼中の頬筋の収縮は，耳下腺唾液を運ぶ耳下腺管に対しポンプのような役割を担い，耳下腺唾液の排出に関与しています．しっかり噛むことによって頬筋が強く収縮し，耳下腺唾液が多く排出されるメカニズムを備えています．

　歯列より内側部分の空間を固有口腔 oral cavity proper と呼びます．この固有口腔の天井に相当するのが口蓋 palate で，床の部分は口腔底 oral floor と呼ばれます．口腔底の基礎は左右の顎舌骨筋が担い，その上部，すなわち口腔底粘膜 oral floor mucosa との間に舌下隙という空隙をつくり，舌下腺を容れています．この舌下隙には顎下腺管（ワルトン管），舌神経（図3），舌下動・

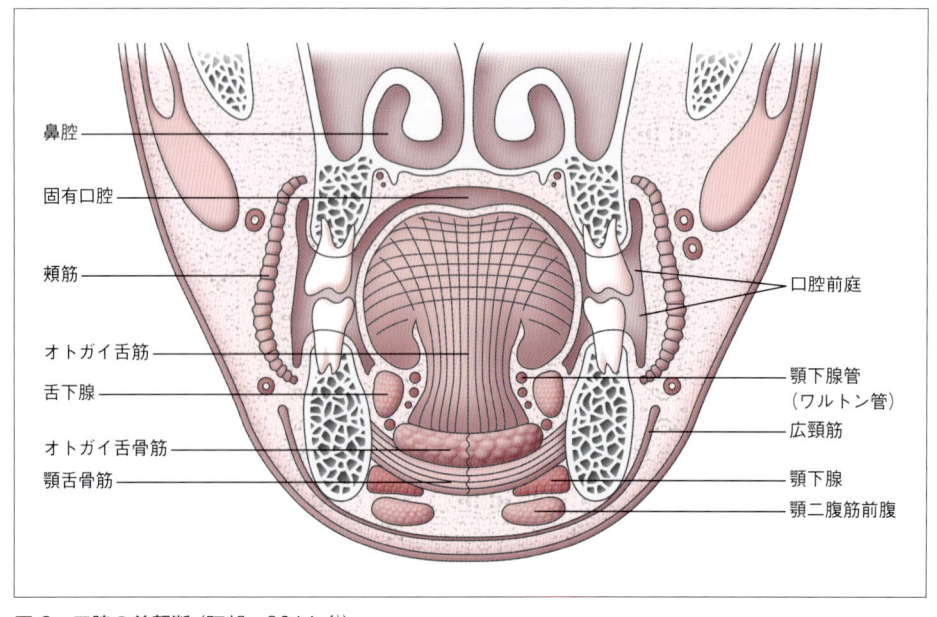

図2　口腔の前額断 (阿部，2011.[1])

静脈などが走行します．咀嚼中には口腔底粘膜上にある舌下小丘・舌下ヒダから舌下腺・顎下腺唾液が出て，噛み砕かれた食品と混ざっていきます．そしてとろみのある嚥下しやすい食塊を形成していくのです．

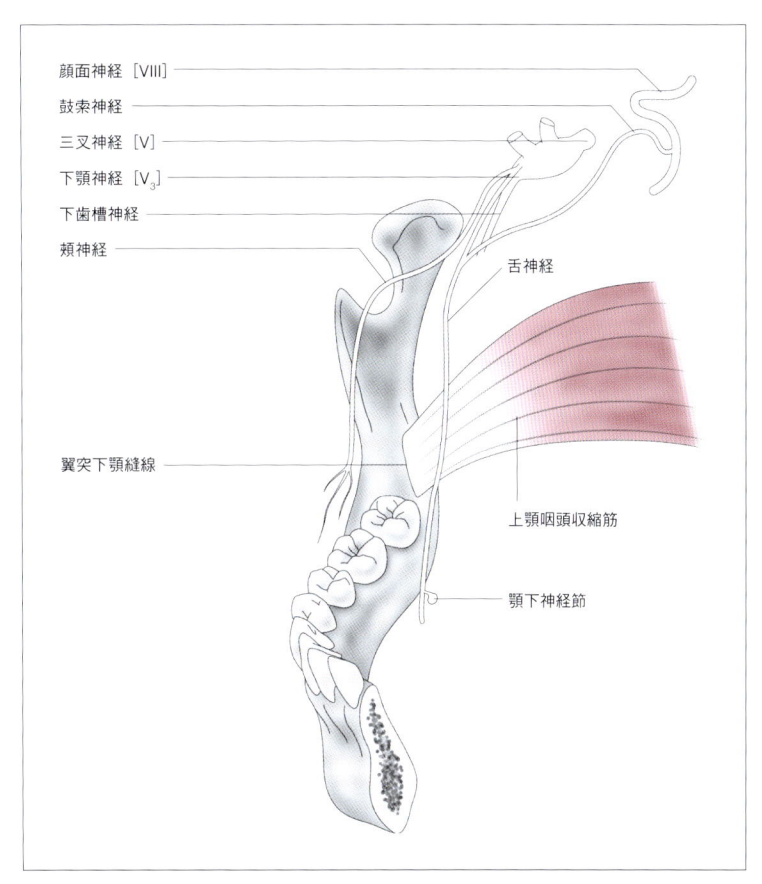

図3　頬神経 buccal nerve と舌神経 lingual nerve の走行（右側）
頬粘膜，口腔底粘膜の感覚は，それぞれ三叉神経（第Ⅴ脳神経）第3枝の下顎神経（V_3）の分枝である頬神経 buccal nerve および舌神経 lingual nerve が支配しています．頬神経は，おもに外側翼突筋上頭と下頭の間を通り，下顎枝前縁に沿うように下行し，頬粘膜から下顎臼歯の頬側歯肉に広く分布し，一部は頬筋の外側へ向かい頬部の皮膚に分布します．おもにこれらの領域の一般感覚を伝える感覚神経です．そして，舌神経の一部感覚神経が，口腔底の粘膜から下顎の舌側歯肉に広く分布しています．舌神経は鼓索神経と合流後，内側翼突筋に沿って下行し，頬筋および上咽頭収縮筋の付着部である翼突下顎縫線と顎舌骨筋の間から舌下隙に入ります．すなわちレトロモラーパッドの舌側下方の可動粘膜直下を通過することになり，抜歯や歯周外科などの際には注意が必要となります．

2 咀嚼に重要な役割を担う口蓋

口蓋は，鼻腔と口腔を隔てる骨板を基軸とした構造物です．そして口蓋は，上顎骨口蓋突起と口蓋骨水平板に裏打ちされた硬口蓋 hard palate と，大口蓋神経および動脈の通る口蓋溝に相当する大臼歯部側縁部から骨の裏打ちのない後方部の軟口蓋 soft palate に分かれます．軟口蓋の後端を口蓋垂 uvula と呼びます．硬口蓋の粘膜には，切歯乳頭 incisive papilla から正中で後方に向かい口蓋縫線 palatine raphe が走り，その側方には横口蓋ヒダ transverse palatine fold が数本並びます．

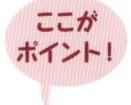

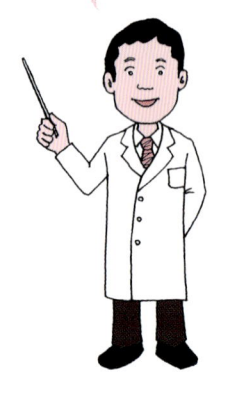

1 準備期に役立つ構造

一部を除く硬口蓋は，咀嚼に役立つ咀嚼粘膜からできています．

口蓋溝相当部を除く口蓋粘膜は，粘膜下組織がなく，薄い粘膜固有層を介して骨と強固に付着することから，咀嚼時の食塊形成に役立ちます．同様に，歯肉にも粘膜下組織がなく咀嚼時の食塊形成に役立つことから，これらの粘膜は咀嚼粘膜と呼ばれ，粘膜下組織がある可動性粘膜は，被覆粘膜と呼ばれます．ただし，舌背の粘膜は舌乳頭，味蕾などが存在するため，特殊粘膜と呼ばれます（図4）．

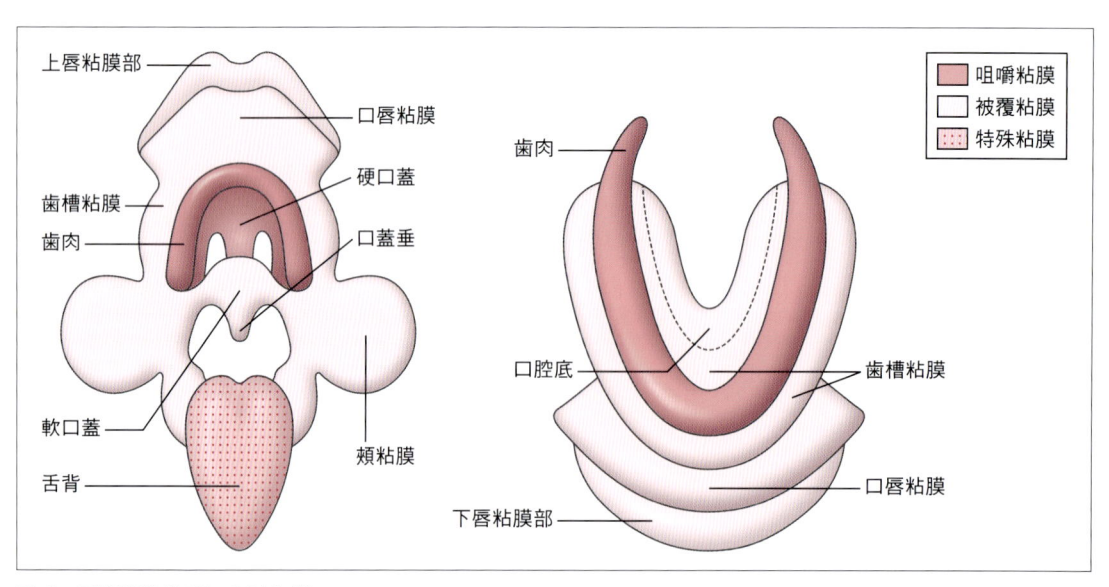

図4　口腔粘膜 (阿部，2011.[1])

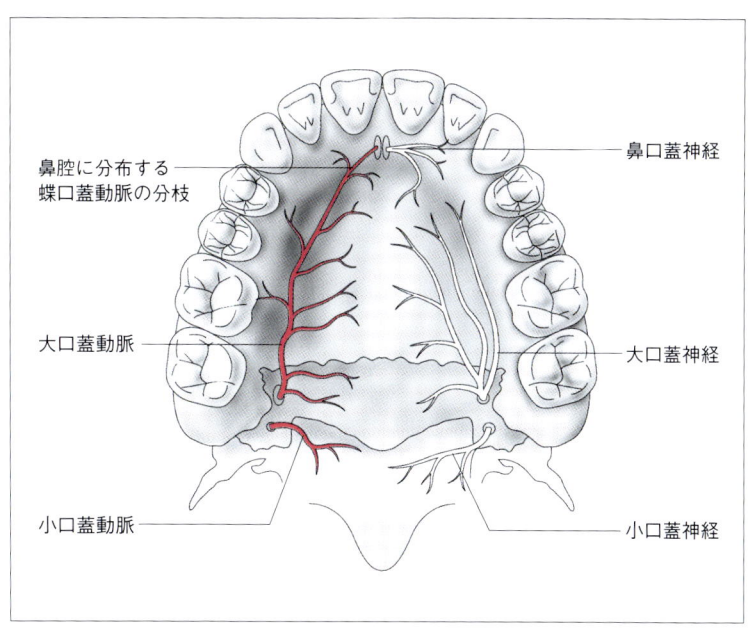

図5 口蓋の動脈と神経（天野, 2009.[2] を参考に作成）

2 口蓋とそこに分布する動脈と神経（図5）

　口蓋へは，顎動脈の枝の下行口蓋動脈の枝である大口蓋動脈 greater palatine artery が，大口蓋管を通り大口蓋孔から出て口蓋溝を前走します．そして，鼻腔に分布した蝶口蓋動脈の分枝が切歯管を通り切歯窩から出て，この大口蓋動脈と吻合しています．

　下行口蓋動脈のもう一本の分枝である小口蓋動脈 lesser palatine artery は，小口蓋管を通り小口蓋孔から出て，おもに軟口蓋に分布します．また，軟口蓋へは，顔面動脈の分枝である上行口蓋動脈 ascending palatine artery，上行咽頭動脈口蓋枝 palatine branch of ascending pharyngeal artery も分布しています．

　分布する神経は，切歯管を通り切歯乳頭に出る鼻口蓋神経，上顎神経の枝の翼口蓋神経から分岐する大口蓋神経と小口蓋神経です．この神経には，翼口蓋神経節でニューロンを変えた節後線維（大錐体神経に含まれる副交感神経線維）が含まれ，口蓋腺の分泌を支配しています．また大錐体神経からの味覚神経線維が，口蓋の味蕾からの味覚情報を伝えています．

3 舌の構造と機能

　舌は固有口腔から，口峡を超え咽頭口部に位置して存在します．舌は，舌盲孔 foramen cecum から V 字型に伸びる分界溝 terminal sulcus を境に，分界溝から前方の舌体（舌前 2/3）と後方の舌根（舌後 1/3）に分かれます（図 6）．舌根は舌骨に付着し，咽頭口部に位置することから舌咽頭部と呼ぶ場合もあります．筋性の組織で，四つの内舌筋と三つの外舌筋からなります．準備期には，頬の動きと協調して咀嚼機能を担っています．

　舌の上面を舌背と呼び，4 種類の舌乳頭が分布しています．糸状乳頭は舌背前面に分布し，錐体状を呈し角化しています．茸状乳頭は糸状乳頭よりやや大きく，その間に散在し，円形を呈し角化していません．有郭乳頭は最も大きな舌乳頭で，8〜12 個程度が分界溝の前方に排列されています．葉状乳頭は，舌側縁部に粘膜のヒダ状に存在します．舌下面には舌乳頭は存在せず，舌小帯が舌の動きを規制しています．

　舌内部には舌中隔が存在し，左右に分かれます．内舌筋として横舌筋，垂直舌筋，上縦舌筋，下縦舌筋が走行し，舌が咀嚼の際さまざまな形を呈することができるのは，これら内舌筋の走行によるものなのです．さらにオトガイ棘からオトガイ舌筋，茎状突起から茎突舌筋，舌骨から舌骨舌筋が舌に進入しており，舌本体を大きく動かすことに役立っています（図 7）．これらの運動は舌下神経［第XII脳神経］によって支配されています．

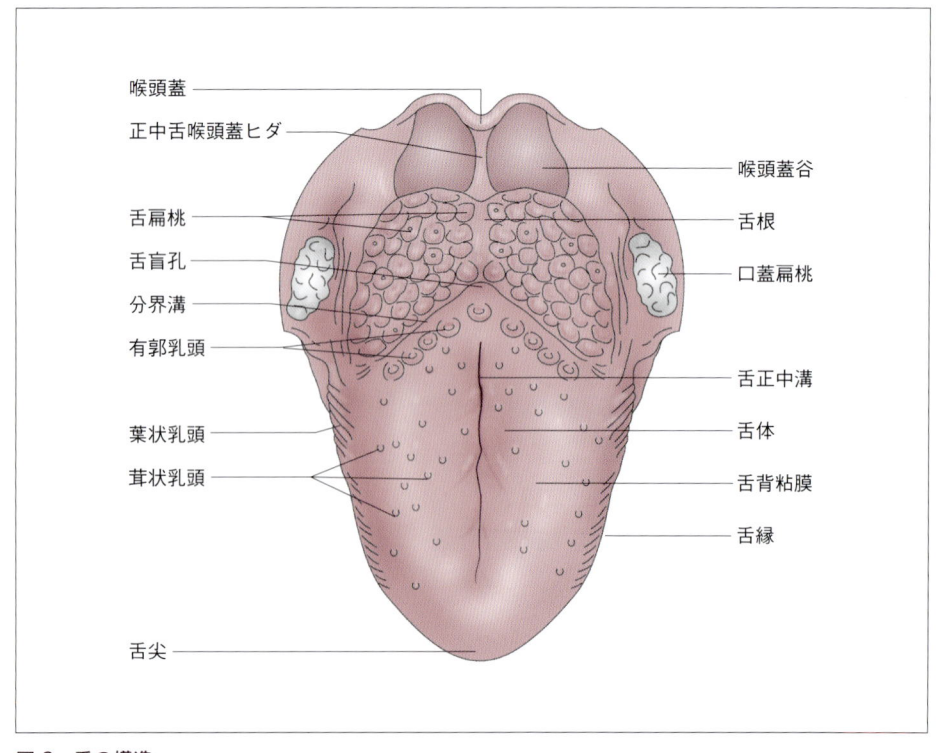

図 6　舌の構造

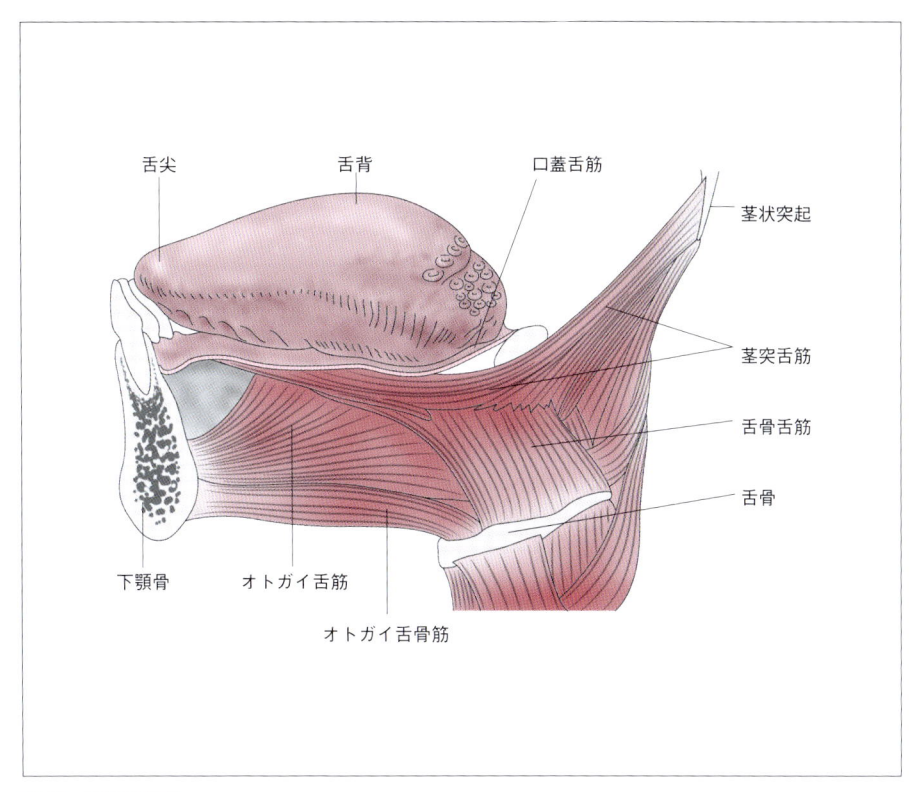

図7 舌筋の走行

舌体（舌前2/3）における舌背面の知覚（感覚）は，下顎神経の枝の舌神経，味覚は鼓索神経が支配しています．舌根（舌後1/3）は知覚（感覚），味覚ともに舌咽神経（第Ⅸ脳神経）の舌枝が支配しています．

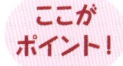

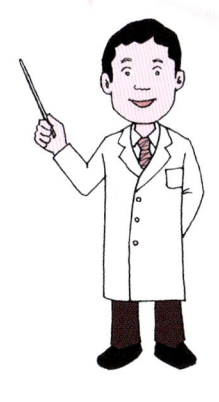

ここがポイント！

この舌咽神経は分界溝を超え，有郭乳頭を含んだ領域まで分布しています．そして舌根中央は，迷走神経（第Ⅹ脳神経）の分枝である上喉頭神経が知覚（感覚），味覚ともに支配しています．

文献
1) 阿部伸一：摂食・嚥下に関わる構造（解剖）．歯科衛生士のための摂食・嚥下リハビリテーション，日本歯科衛生士会監修，医歯薬出版，東京，p.25-35，2011．
2) 天野修：口腔．口腔解剖学，脇田稔，山下靖雄監修，医歯薬出版，東京，p.111-118，2009．

第4章 知識確認試験

解答はページ下

Q1：頰粘膜の知覚（感覚）を支配するのはどれか．一つ選べ．
a. 頰神経
b. 頰骨枝
c. 頰筋枝
d. 頰骨神経
e. 眼窩下神経

Q2：下顎臼歯頰側歯肉の知覚（感覚）を支配するのはどれか．一つ選べ．
a. 頰神経
b. 頰骨枝
c. 頰筋枝
d. 舌神経
e. 舌下神経

Q3：下顎臼歯舌側歯肉の知覚（感覚）を支配するのはどれか．一つ選べ．
a. 頰神経
b. 頰骨枝
c. 頰筋枝
d. 舌神経
e. 舌下神経

Q4：切歯乳頭部の知覚（感覚）を支配するのはどれか．一つ選べ．
a. 翼口蓋神経
b. 眼窩下神経
c. 小口蓋神経
d. 大口蓋神経
e. 鼻口蓋神経

Q5：横口蓋ヒダの知覚（感覚）を支配するのはどれか．一つ選べ．
a. 翼口蓋神経
b. 眼窩下神経
c. 小口蓋神経
d. 大口蓋神経
e. 鼻口蓋神経

Q6：軟口蓋に分布する動脈はどれか．二つ選べ．
a. 小口蓋動脈
b. 眼窩下動脈
c. 蝶口蓋動脈
d. 翼突管動脈
e. 上行口蓋動脈

Q7：舌根（舌後1/3）の知覚（感覚）を支配するのはどれか．一つ選べ．
a. 下顎神経
b. 舌咽神経
c. 顔面神経
d. 舌下神経
e. 迷走神経

Q1：a　Q2：a　Q3：d　Q4：e　Q5：d　Q6：a, e　Q7：b

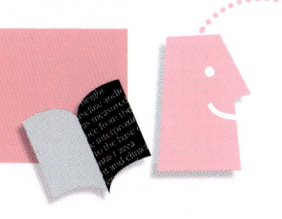

第4章 準備期2：咀嚼のメカニズム

知識の確認

解答は p.76

【問題1】（　）内に入る語句を記せ．

頰粘膜には，耳下腺からの唾液を排出する（ ① ）が（ ② ）を貫いて（ ③ ）相当部に開口しています．頰粘膜，口腔底粘膜の感覚は，それぞれ（ ④ ）神経および（ ⑤ ）神経が支配しています．舌神経は（ ⑥ ）神経と合流後，舌下隙に入ります．すなわち（ ⑦ ）の舌側下方の可動粘膜直下を通過することになり，抜歯や歯周外科などの際には注意が必要となります．

①	
②	
③	
④	
⑤	
⑥	
⑦	

【問題2】（　）内に入る語句を記せ．

口蓋溝相当部を除く口蓋粘膜は，（ ① ）がなく，薄い粘膜固有層を介して骨と強固に付着することから，咀嚼時の食塊形成に役立ちます．同様に，歯肉にも粘膜固有層がなく咀嚼時の食塊形成に役立つことから，これらの粘膜は（ ② ）と呼ばれ，粘膜下組織がある可動性粘膜は，（ ③ ）と呼ばれます．ただし，舌背の粘膜は舌乳頭，味蕾などが存在するため，（ ④ ）と呼ばれます．

①	
②	
③	
④	

【問題3】（　）内に入る語句を記せ．

舌の上面を舌背と呼び，4種類の舌乳頭が分布しています．（ ① ）乳頭は舌背前面に分布し，錐体状を呈し角化しています．（ ② ）乳頭は糸状乳頭よりやや大きく，糸状乳頭間に散在し，円形を呈し角化していません．（ ③ ）乳頭は最も大きな舌乳頭で，8〜12個程度が分界溝の前方に排列されています．（ ④ ）乳頭は，舌側縁部に粘膜のヒダ状に存在します．舌下面には舌乳頭は存在せず，（ ⑤ ）が舌の動きを規制しています．

内舌筋には，（ ⑥ ）（ ⑦ ）（ ⑧ ）（ ⑨ ）があります．外舌筋には，オトガイ棘から起始し，舌を前方に引く（ ⑩ ），茎状突起から起始し舌を後上方に引く（ ⑪ ），舌骨から起始し舌を下方に引く（ ⑫ ）があります．これら七つの舌筋はすべて（ ⑬ ）神経支配です．

①	
②	
③	
④	
⑤	
⑥	
⑦	
⑧	
⑨	
⑩	
⑪	
⑫	
⑬	

MEMO

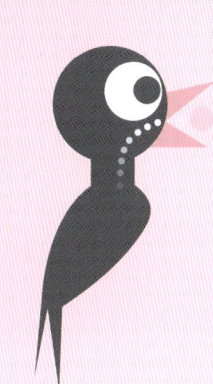

第5章 口腔期：食塊の咽頭への送り込み

準備期では咀嚼によって粉々になった食品に唾液が混入し，とても飲み込みやすい状態になりました．次はその食塊を咽頭へ送る作業の始まりです．舌が食塊を咽頭に送り込む時期を，食塊がまだ口腔にあることから「口腔期」と呼びます．ここで口腔と咽頭にはさまざまな部位で大きな変化が起こります（図1）．まず，舌骨上筋の収縮によって喉頭と舌骨が前上方へ移動します．これは，舌を下から押し上げ，口蓋に押しつけるための動きです．また，口腔の天井部分では後方の軟口蓋の挙上が始まります．食塊の一部が鼻腔方向に行かないようにするために重要な，鼻咽腔閉鎖の始まりです（図2）．

第5章では，おもにこれらの機能を担う舌骨上筋・下筋，そして軟口蓋の構造と機能について解説します．

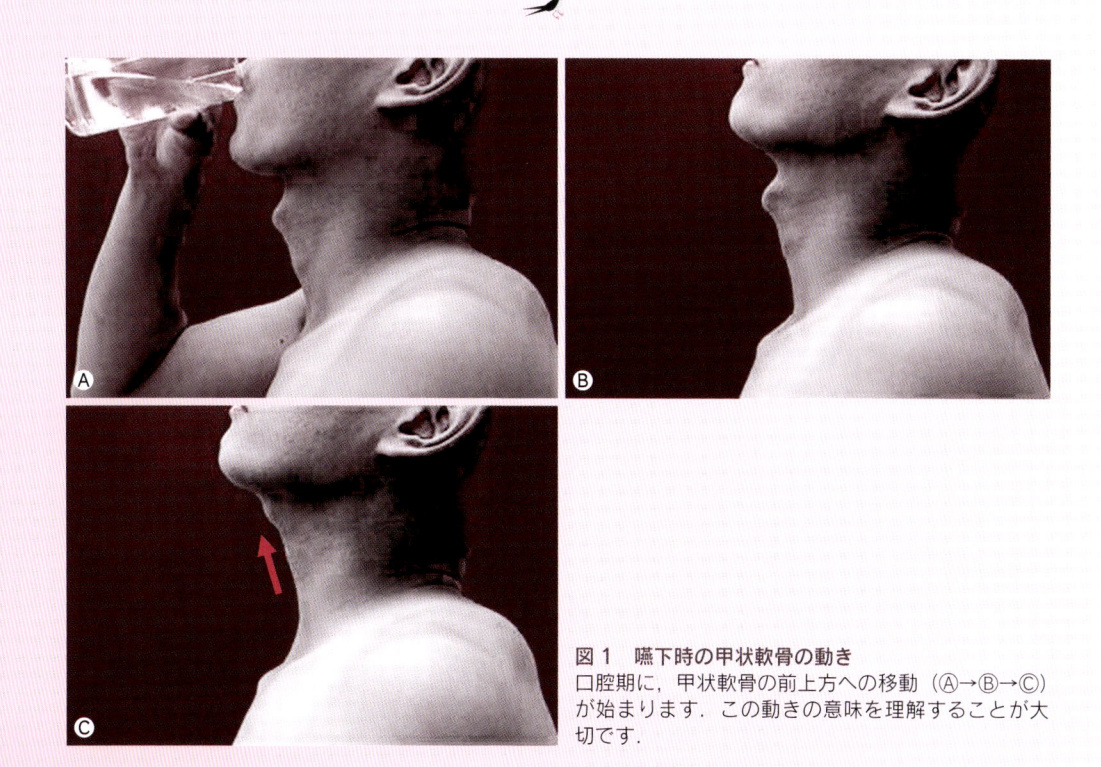

図1　嚥下時の甲状軟骨の動き
口腔期に，甲状軟骨の前上方への移動（Ⓐ→Ⓑ→Ⓒ）が始まります．この動きの意味を理解することが大切です．

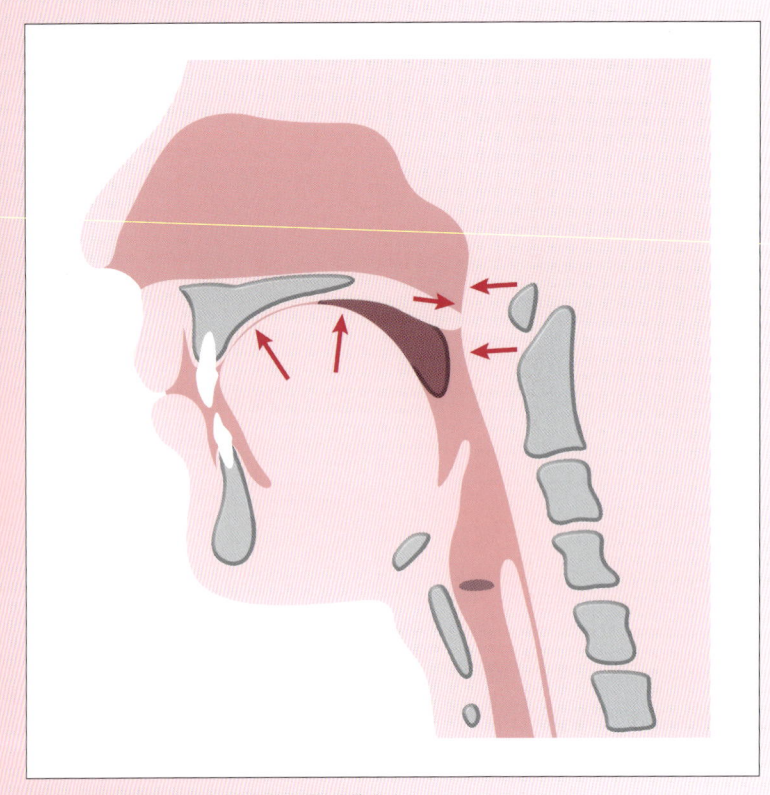

図2　口腔期における舌と軟口蓋の動き

口腔期では，運動の始めに舌尖が切歯乳頭付近に触れ，舌筋群によってしっかりその位置に固定されます．そして口蓋と舌が接する領域を広げるように，舌が圧接されていきます．舌筋は前方から順に内部の筋群を強く収縮させていくのです．

口腔期後半，内舌筋だけでなく，茎突舌筋および口蓋舌筋が舌本体を後上方へ引き上げます．軟口蓋では，内部の筋肉の収縮によって後方への引き上げが始まり，口蓋咽頭筋の収縮による咽頭後壁の前方への突出も始まります．まだ鼻咽腔閉鎖が始まった状態で完結していません．

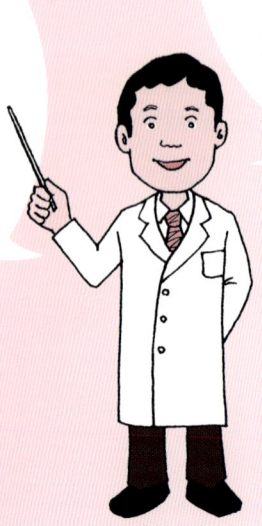

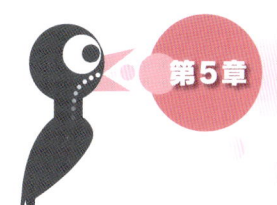

第5章 口腔期：食塊の咽頭への送り込み

1 嚥下に重要な役割を担う舌骨上筋・下筋群

1 舌骨上筋群 — *suprahyoid muscles*（図3）

　舌骨上部にある筋群で，顎二腹筋，顎舌骨筋，オトガイ舌骨筋，茎突舌骨筋からなります．

≪顎二腹筋 digastric≫

　中間腱を有し，前腹と後腹に分かれる二腹筋です．顎二腹筋前腹は，二腹筋窩から起始し，口腔期初期に舌骨と喉頭のセットを前上方へ引いています．甲状軟骨の嚥下時における前上方への動きは，顎二腹筋前腹が重要な役割を担っています．図の起始部と停止部の位置関係から，舌骨が前上方へ動く理由を理解してください．顎二腹筋前腹の運動は，下顎神経の枝の顎舌骨筋神経が支配しています．

　顎二腹筋後腹は，乳様突起内側の乳突切痕から起始しています．口腔期に舌骨と喉頭を上方へ，そして嚥下のステージに合わせ後上方へ引いていきます．顎二腹筋後腹の運動は，顔面神経の枝の二腹筋枝が支配しています．

≪顎舌骨筋 mylohyoid≫

　顎舌骨筋は頸部表層からは顎二腹筋のさらに深層に位置し，下顎体内面に存在する顎舌骨筋線から起始しています．そして顎舌骨筋の後方部分では舌骨に停止し，前方約2/3の筋束は，左右の筋が合し顎舌骨筋縫線を形成します．顎舌骨筋によって口腔の床（口腔底）が形成され，舌下隙と顎下隙に2分されます．顎舌骨筋の運動は，下顎神経の枝の顎舌骨筋神経が支配しています（顎二腹筋前腹と同じ）．口腔期初期に舌骨と喉頭を前上方へ引き，さらには舌全体を上方へ持ち上げ，口蓋へ押しつける役割も担います．

≪オトガイ舌骨筋 geniohyoid≫

　オトガイ舌骨筋は顎舌骨筋のさらに深層にあり，その上部は外舌筋であるオトガイ舌筋が存在する舌になります．オトガイ舌骨筋はオトガイ棘から起始し，舌骨へ向かいます．口腔期に舌骨と喉頭のセットを前方に引きます．オトガイ舌骨筋の運動は，舌下神経のオトガイ舌骨筋枝（頸神経C1-2が合流）が支配しています．

≪茎突舌骨筋 stylohyoid≫

　茎突舌骨筋は，側頭骨の茎状突起から起始しています．舌骨上筋の中で唯一下顎骨に付着していません．口腔期から咽頭期にかけて，顎二腹筋後腹とともに

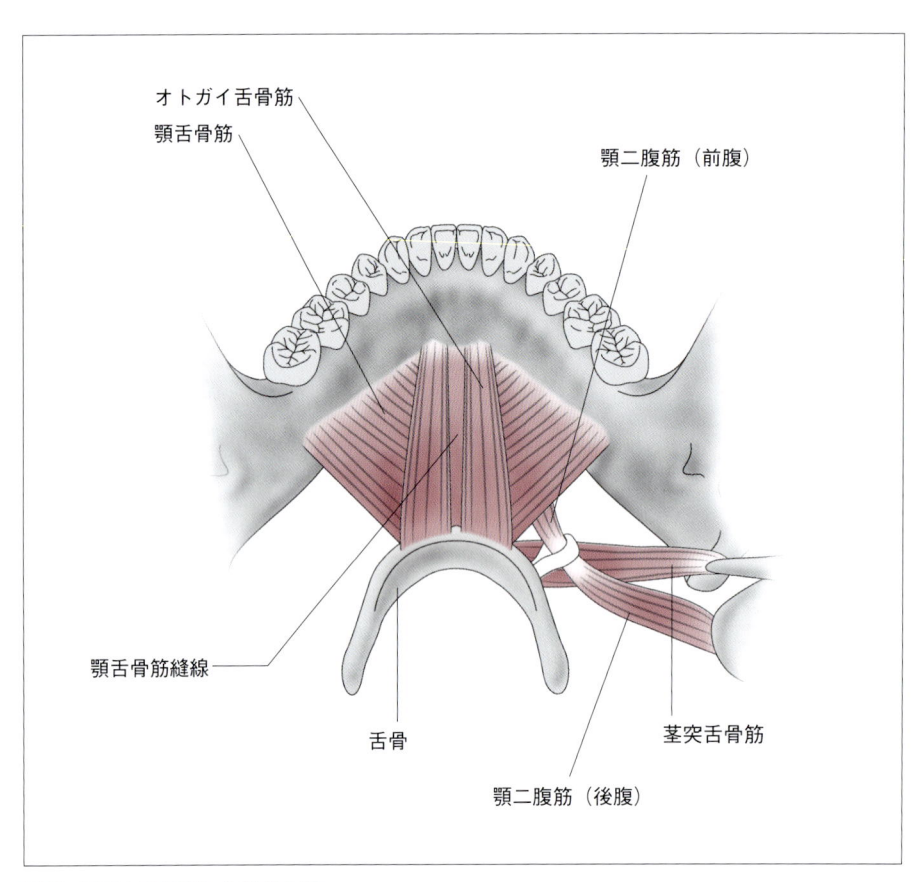

図3 後方から観察した舌骨上筋

に舌骨を上方へ引いています．茎突舌骨筋の運動は，顔面神経の茎突舌骨筋枝が支配しています．

2 舌骨下筋群 — *infrahyoid muscles*（図4）

舌骨下部にある筋群で，舌骨と胸郭の間に存在します．胸骨舌骨筋 sternohyoid，胸骨甲状筋 sternothyroid，甲状舌骨筋 thyrohyoid，肩甲舌骨筋 omohyoid からなります．これら舌骨下筋の共通の機能として，開口時舌骨の位置を固定します．

よって，舌骨が起始部となり，舌骨上筋が下顎を引き下げることが可能となります．また，大きく下顎を引き下げるような場合，舌骨の位置を引き，その動きを補助しています．

舌骨下筋の支配神経は，甲状舌骨筋のみが舌下神経の甲状舌骨筋枝（頸神経C1-2が合流）支配，残りはすべて頸神経ワナ（C1-4）に支配されています．

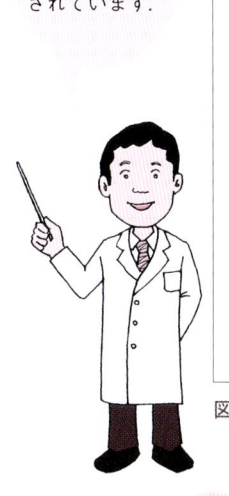

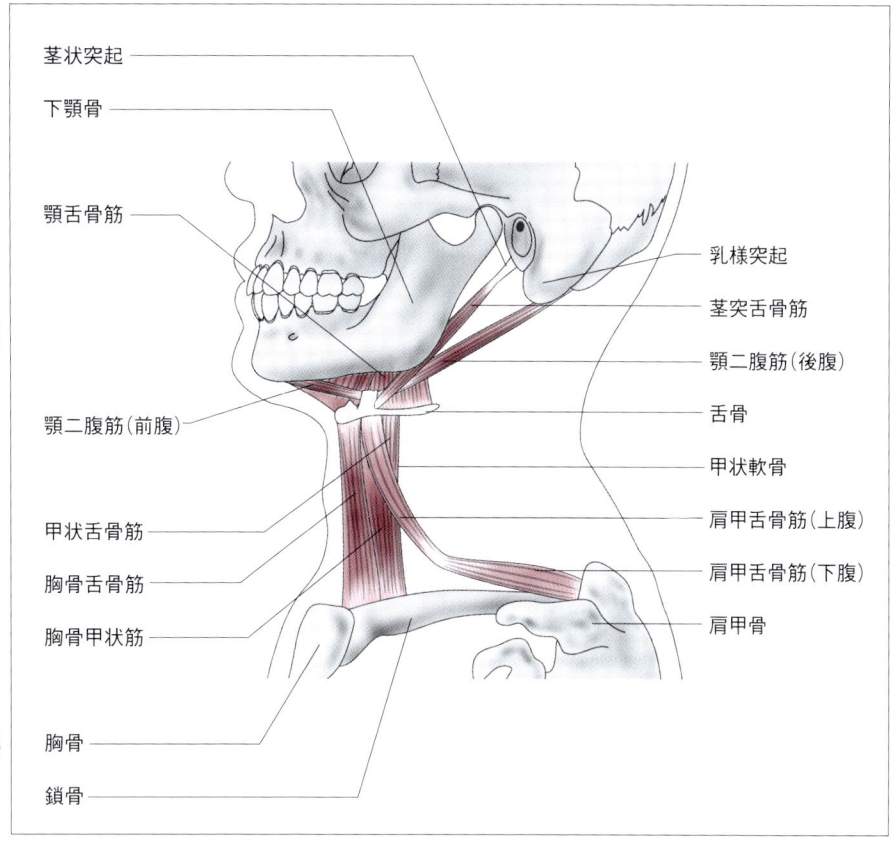

図4 側方から観察した舌骨上・下筋

2 軟口蓋の筋（図5）

　軟口蓋は五つの筋からなり，嚥下時にこれらの筋は，口峡閉鎖（軟口蓋を引き下げ挙上してきた舌と密着し，口峡を閉めることにより食塊の逆流を防ぐ），鼻咽腔閉鎖（おもに口蓋帆挙筋の作用によって軟口蓋を後上方に引き上げ，咽頭鼻部と咽頭口部の間を閉めることにより食塊が鼻腔に向かう事を防ぐ）の二つの機能を担います．発音にも重要な役割を呈しています．嚥下機能を理解するためには，軟口蓋の各筋の役割を十分に理解する必要があります．

1 口蓋帆張筋 — *tensor veli palatini muscle*

　口蓋帆張筋は三角錐の形体を呈しており，起始部は舟状窩から耳管軟骨膜性板，蝶形骨棘と広く，翼状突起内側板に沿って下方へ走行し，翼突鈎で筋束は小さくまとまり，約90度内側に向きを変え，さらには腱性の組織となり口蓋腱膜に移行します．口蓋腱膜は口蓋骨に付着し，後方はどの骨にも付着しない自由縁となります．口蓋腱膜は他の軟口蓋の筋の付着部でもあり，この存在によって軟口蓋が3次元的に自由に形を変えることができるのです．

口蓋帆張筋は，嚥下時収縮することにより，軟口蓋を緊張させています．これは口蓋腱膜が緊張することであり，結果的に他の筋の付着部を固定し，それぞれの筋の機能を補助しています．また，口蓋帆張筋は耳管軟骨膜性板に付着することから，嚥下時に収縮すると耳管を広げ，鼓室内の空気圧の調節も行っています．

2　口蓋帆挙筋 — levator veli palatini muscle

　側頭骨錐体部における頸動脈管下口部の前方付近から起始し，軟口蓋の口蓋腱膜上面に進入し，左右の筋束が正中部で交錯します．停止部は口蓋腱膜となります．そして，軟口蓋を構成する筋のほとんどが口蓋帆挙筋です．

　口蓋帆挙筋の起始部の位置を模型等で確認し，軟口蓋との位置関係を理解してください．口蓋帆挙筋が嚥下時に収縮すると，軟口蓋は後上方に引かれ，咽頭鼻部と咽頭口部の間を閉めます．すなわち鼻咽腔閉鎖に最も役立つ筋は，口蓋帆挙筋です．

3　口蓋舌筋 — palatoglossus muscle

　口蓋腱膜の下面から起始し，舌の外側面に達します．口腔内では口蓋舌弓のなかを走行しています．また左右の口蓋舌弓を結んだ仮想平面が口峡です．

　口蓋舌筋が嚥下時収縮すると，密接した口蓋と舌の間を閉めることになります．すなわち，口峡閉鎖を完結させ，食塊が口腔へ逆流するのを防いでいます．

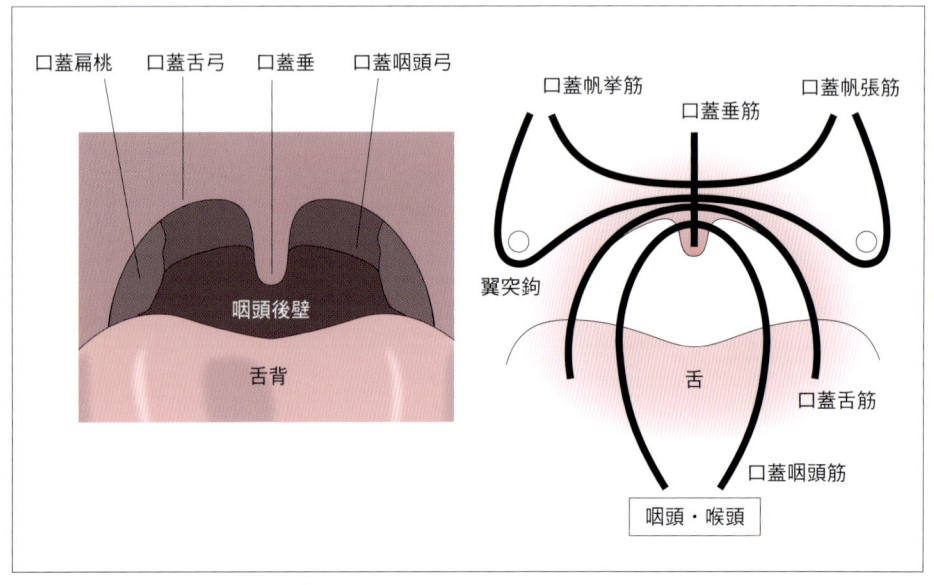

図5　軟口蓋の筋（天野，2009[1]）を参考に作成）

4 口蓋咽頭筋 — *palatopharyngeus muscle*

　口蓋腱膜の上面から起始し，咽頭を周囲から抱きかかえるように下行し，咽頭側壁に停止します．咽頭口部における口蓋咽頭弓の内部を走行しているため，口腔内からその走行を確認することが可能です．

　口蓋咽頭筋が嚥下時収縮すると，咽頭側壁を前内方に引きます．前方からみると，あたかも左右のカーテンを中央に引き寄せるようにみえます．そして，結果的に咽頭口部の後壁全体を前方に引くことになり，鼻咽腔閉鎖が口蓋咽頭筋の収縮によって完結されます．また，口峡閉鎖機能も担っています．

5 口蓋垂筋 — *palatoglossus muscle*

　後鼻棘（硬口蓋の後端）から起始し，口蓋腱膜上面を後走し，口蓋垂の内部で粘膜下層に停止します．

　口蓋垂筋が嚥下時収縮すると，口蓋垂を短縮し，この筋自体の中心部が筋の収縮によって厚みを増します．結果的に，軟口蓋の中心部分が厚みを増し，口蓋帆挙筋が中心で行う鼻咽腔閉鎖機能を補助しています．

　口蓋舌弓と口蓋咽頭弓の間に口蓋扁桃が存在します．

> 口蓋帆張筋の運動は下顎神経の分枝の内側翼突筋神経が支配しています．起始部の位置が，翼突窩から起始する内側翼突筋と近接していることから理解できると思います．その他の口蓋筋はすべて，舌咽神経と迷走神経からなる咽頭神経叢からの運動枝（迷走神経が主体）が支配しています．

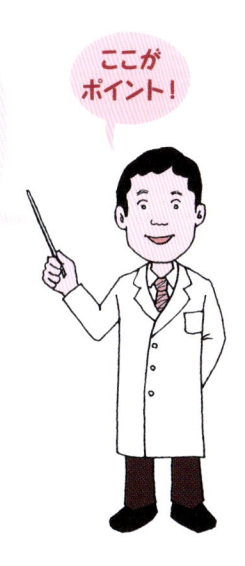

ここがポイント！

文献
1）天野修：口腔．口腔解剖学．脇田稔，山下靖雄監修，医歯薬出版，東京，p.111-117．2009．

第5章 知識確認試験

解答はページ下

Q1：嚥下開始時，喉頭を前上方へ引くのはどれか．一つ選べ．
a. 咬筋
b. 側頭筋
c. 上唇挙筋
d. 茎突舌骨筋
e. 顎二腹筋前腹

Q2：顎舌骨筋の運動を支配するのはどれか．一つ選べ．
a. 第Ⅴ脳神経
b. 第Ⅶ脳神経
c. 第Ⅸ脳神経
d. 第Ⅹ脳神経
e. 第Ⅻ脳神経

Q3：乳突切痕から起始するのはどれか．一つ選べ．
a. 外側翼突筋
b. 胸鎖乳突筋
c. 茎突舌骨筋
d. 顎二腹筋後腹
e. オトガイ舌骨筋

Q4：嚥下時，鼻咽腔閉鎖に最も関与するのはどれか．一つ選べ．
a. 口蓋垂筋
b. 口蓋舌筋
c. 口蓋帆挙筋
d. 口蓋帆張筋
e. 口蓋咽頭筋

Q5：三叉神経支配の筋はどれか．すべて選べ．
a. 側頭筋
b. 顎舌骨筋
c. 茎突舌骨筋
d. 口蓋帆挙筋
e. 口蓋帆張筋

Q6：口蓋舌弓と口蓋咽頭弓の間にあるのはどれか．一つ選べ．
a. 舌扁桃
b. 耳管扁桃
c. 咽頭扁桃
d. 口蓋扁桃
e. 小脳扁桃

Q7：嚥下時，鼓室の気圧調節に関与するのはどれか．一つ選べ．
a. 口蓋垂筋
b. 口蓋舌筋
c. 口蓋帆挙筋
d. 口蓋帆張筋
e. 口蓋咽頭筋

Q1：e　Q2：a　Q3：d　Q4：c　Q5：a, b, e　Q6：d　Q7：d

第5章 口腔期：食塊の咽頭への送り込み

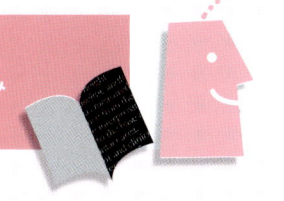

知識の確認

解答は p.76

【問題1】（　）内に入る語句を記せ．

舌が食塊を咽頭に送り込む時期を，食塊がまだ口腔にあることから（ ① ）と呼びます．ここで口腔と咽頭にはさまざまな部位で大きな変化が始まります．まず，（ ② ）の収縮によって（ ③ ）と舌骨が前上方へ移動します．これは，舌を下から押し上げ，（ ④ ）に押しつけるための動きです．また，口腔の天井部分では後方の（ ⑤ ）の挙上が始まります．食塊の一部が鼻腔方向に行かないようにするために重要な，（ ⑥ ）の始まりです．

①	
②	
③	
④	
⑤	
⑥	

【問題2】（　）内に入る語句を記せ．

顎二腹筋前腹は，（ ① ）から起始しています．顎二腹筋前腹の運動は，（ ② ）神経の枝の（ ③ ）が支配しています．顎二腹筋後腹は，（ ④ ）から起始しています．顎二腹筋後腹の運動は，（ ⑤ ）神経の枝の（ ⑥ ）が支配しています．顎舌骨筋は，（ ⑦ ）から起始しています．顎舌骨筋の運動は，（ ⑧ ）神経の枝の（ ⑨ ）が支配しています．オトガイ舌骨筋は（ ⑩ ）から起始し，舌骨へ向かいます．オトガイ舌骨筋の運動は，（ ⑪ ）神経のオトガイ舌骨筋枝（頸神経C1-2が合流）が支配しています．茎突舌骨筋は，側頭骨の（ ⑫ ）から起始しています．茎突舌骨筋の運動は，（ ⑬ ）神経の（ ⑭ ）が支配しています．

①	
②	
③	
④	
⑤	
⑥	
⑦	
⑧	
⑨	
⑩	
⑪	
⑫	
⑬	
⑭	

【問題3】（　）内に入る語句を記せ．

軟口蓋は五つの筋からなり，嚥下時これらの筋は，（ ① ）を引き下げ挙上してきた舌と密着し，口峡を閉めることにより食塊の逆流を防ぐ（ ② ），さらに軟口蓋全体を後上方に引き上げ，咽頭鼻部と咽頭口部の間を閉めることにより食塊が鼻腔に向かう事を防ぐ（ ③ ）の二つの機能を担います．（ ④ ）にも重要な役割を呈しています．

口蓋帆張筋の運動は（ ⑤ ）神経の分枝の（ ⑥ ）です．その他の口蓋の筋はすべて（ ⑦ ）が支配しています．

①	
②	
③	
④	
⑤	
⑥	
⑦	

MEMO

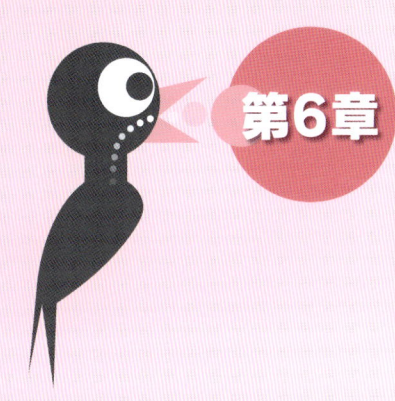

第6章 咽頭期から食道期①　嚥下反射の開始，咽頭通過から食道への送り込み

　嚥下が開始され，舌によって食塊が咽頭へ移送されると，喉頭蓋谷，梨状陥凹などに分布する神経からの刺激が延髄に送られ，「ゴクン」という嚥下反射を生じます．ここからが咽頭期です．嚥下反射の開始以降は，自分の意志で嚥下機能を止めることはできません．すなわち口腔期までが随意期で，咽頭期からが不随意期です．そして約0.5～1秒で，食塊はすべて食道へと送られます．

　この嚥下反射の約1秒以内に，舌骨上筋は最も収縮し，舌を口蓋に密接させます．そして歯列の外側では，口輪筋，頬筋が強く収縮し，歯列に密接し，口角周囲に集まる多くの表情筋が強く収縮して口元を締めます．さらには，おもに口蓋舌筋の収縮によって口峡が完全に閉鎖されます．すなわち口腔内の空間はほぼなくなり，食塊が口腔へ逆戻りするスペースが消失します．咽頭では口蓋帆挙筋の収縮が口腔期よりも強く起こり，口蓋咽頭筋の収縮によって，咽頭後壁が前方に引かれ，鼻咽腔閉鎖が完結します．この鼻咽腔閉鎖機能によって食塊が鼻腔方向へ行くことはなくなります（図1）．

　口腔，鼻腔への道を遮断された中咽頭にある食塊は，上・中・下咽頭収縮筋の上位の筋束からの順序だった収縮により，下方へと移送されます．ここで喉頭の入り口に存在する喉頭蓋が交通整理をする形で，自らが後方へ倒れながら食塊を食道方向へ導きます．喉頭蓋は最後には後方へ完全に倒れ，喉頭に蓋をします．すなわち，食塊が喉頭から気管方向へ向かうことができなくなるのです．そして喉頭内部では，声門裂の閉鎖，披裂喉頭蓋括約部の閉鎖などによって喉頭閉鎖を生じます．

　嚥下反射の間に，きちんと口峡閉鎖，鼻咽腔閉鎖，喉頭閉鎖という機能が発揮されて，初めて正常な嚥下が完結するといえます．第6章では，おもにこれらの機能を担う延髄，咽頭挙上筋，咽頭収縮筋の構造と機能について解説します．

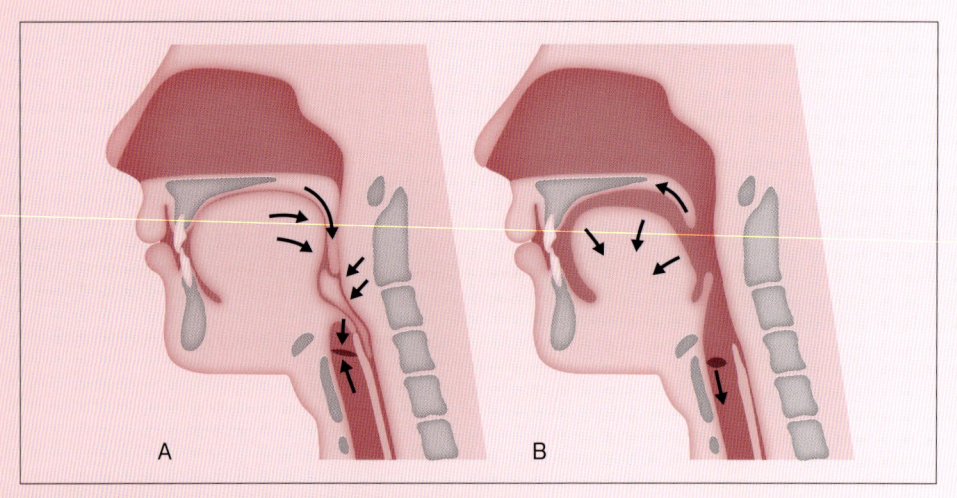

図1　咽頭期（A）から食道期の咽頭周囲の粘膜の動き（B）
嚥下反射の開始によって，口腔，咽頭，喉頭の筋は大きく収縮します．そして，口峡閉鎖，鼻咽腔閉鎖，喉頭閉鎖機能が発揮され，食塊は口腔・鼻腔・気管方向へ行くことがなくなり，咽頭収縮筋の運動によって食道へと移送されていきます．そして，食塊がすべて食道へ移送されると，食道期となり多くの筋が弛緩してもとの状態へと戻っていきます．

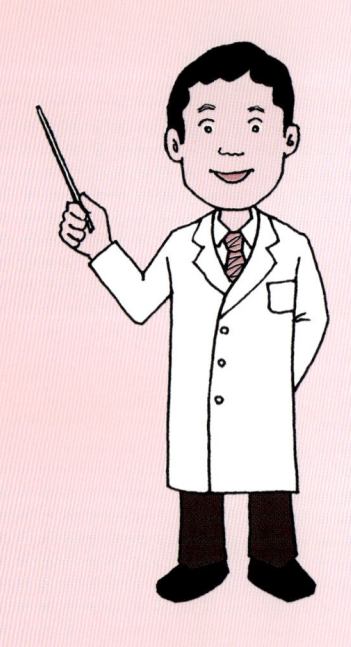

嚥下反射のわずか約0.5〜1秒程の内に，これだけの器官が動いています．

第6章 咽頭期から食道期① 嚥下反射の開始，咽頭通過から食道への送り込み

1 嚥下の中枢制御機構：延髄の構造と機能

脳は大きく分けると，大脳半球，小脳，脳幹から構成されています（図2）．このなかで大脳半球の表層部分が灰白質で，神経細胞が存在しています．内部は白質で神経細胞からの軸索と神経路が存在し，下位の脳幹と連絡しています．脳幹は中脳，橋，延髄からなります（一般的に，間脳は脳幹に含めません）．

1 間脳 — *diencephalon*

間脳は大脳半球に覆われ，外側から観察はできません．視床，視床下部を中心とした領域です．視床下部は，交感・副交感神経，内分泌機能などを調節し，摂食行動をはじめとするヒトの本能行動の中枢です．

2 延髄 — *medulla oblongata*

延髄には咀嚼中枢，嚥下中枢，呼吸中枢が存在し，体内の感覚受容器からの情報を受け取り，咀嚼，嚥下，呼吸関連筋群に指令を出しています．

POINT

三叉神経（第Ⅴ脳神経），顔面神経（第Ⅶ脳神経）は橋から出ています．そして，舌咽・迷走・副・舌下神経（第Ⅸ～Ⅻ脳神経）は延髄から出ています．
嚥下反射は末梢神経からの入力が嚥下中枢の存在する延髄に達し，嚥下反射が惹起され，関連筋群の運動を支配する末梢神経からの出力によって機能が発揮されます．

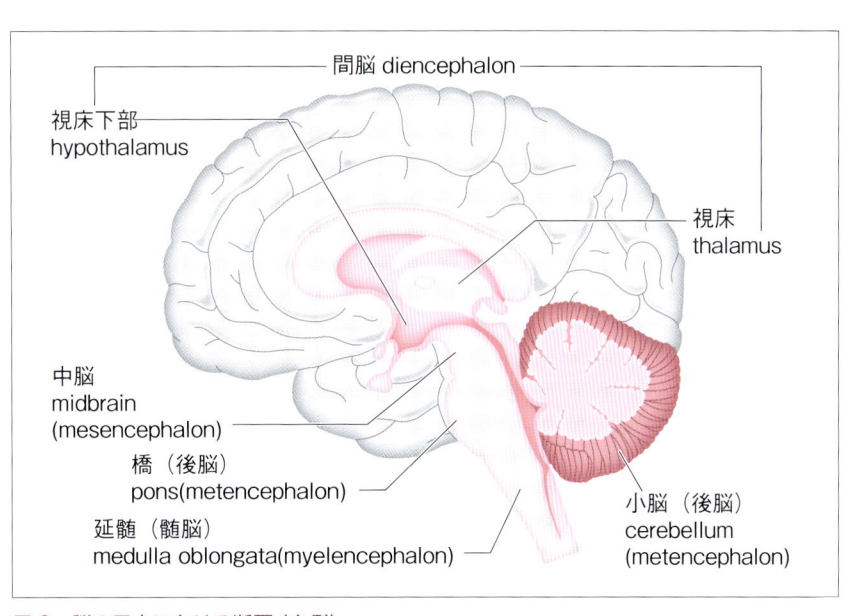

図2 脳の正中における断面（右側）

2　咽頭挙上筋：咽頭における縦走筋

嚥下の際，食塊が咽頭に移送されます．この際，咽頭という薄い筋性の膜でできた漏斗状の袋（図3）を引き上げ，食塊が咽頭から食道へ移送されやすくする現象が起こります．また咽頭口部に食塊を受け入れる広い空間をつくる意味もあります．この咽頭腔を引き上げる筋が茎突咽頭筋，耳管咽頭筋，口蓋咽頭筋で，咽頭挙上筋とよばれます．また，これらは咽頭を縦に走行するため，縦走筋ともよばれています．

1　茎突咽頭筋 — *stylopharyngeus*

側頭骨茎状突起から起始し，上咽頭収縮筋と中咽頭収縮筋の間から咽頭側壁に入り縦に下走します．そして，咽頭壁に拡がるように停止します．

2　耳管咽頭筋 — *salpingopharyngeus*

咽頭鼻部（上咽頭）における耳管咽頭口付近の耳管下面から起始し，咽頭側壁を下走します．そして，咽頭壁に停止します．

3　口蓋咽頭筋 — *palatopharyngeus*

軟口蓋の筋としても分類され，嚥下の際の口峡閉鎖，鼻咽腔閉鎖の際の咽頭側壁から後壁の前方への牽引などの役割を担っていますが，咽頭挙上筋にも属します．口蓋腱膜の上面から起始し，後下方に走行し，咽頭壁に停止します．

POINT

耳管咽頭筋と口蓋咽頭筋の運動を支配するのは迷走神経（第Ⅹ脳神経）です．そして，茎突咽頭筋の運動を支配するのは舌咽神経（第Ⅸ脳神経）です．
軟口蓋，咽頭，喉頭の筋の運動は，基本的に咽頭神経叢（迷走神経＋舌咽神経）が支配しています．しかし例外として，口蓋帆張筋が下顎神経，茎突咽頭筋の運動が舌咽神経支配です．

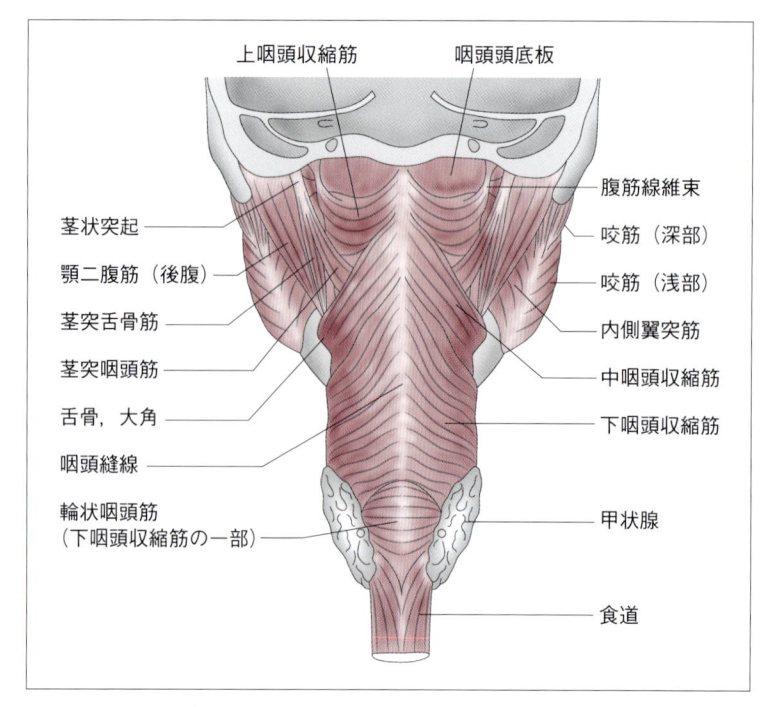

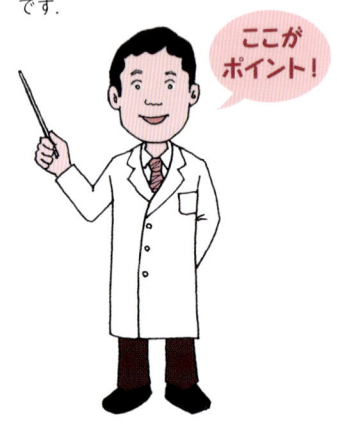

図3　後方から観察した咽頭

3 咽頭収縮筋：咽頭における輪走筋

　咽頭において縦走筋は内面を走行し，輪走筋は縦走筋を包むように外層に存在します．輪走筋とは円柱状または管状の構造を呈し，筋線維束の走行する方向が輪を描くように走行する筋のことをいいます．漏斗状の咽頭を輪のように包み走行するのが咽頭における収縮筋で，上・中・下の咽頭収縮筋からなります．

　嚥下の際には，咽頭口部に入った食塊を，上部の筋束から順に筋を収縮させ食道方向に移送していきます．

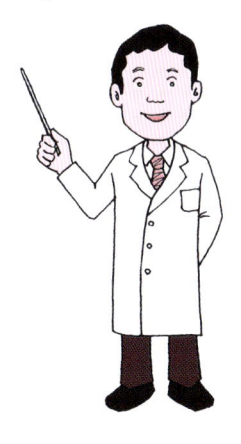

1 上咽頭収縮筋 — *superior pharyngeal constrictor*

　蝶形骨内側板尖端の翼突鈎，頬筋の起始部でもある翼突下顎縫線，そして下顎骨内面の一部から起始し，後方に走行し，広がるように咽頭縫線に停止しています．すなわち，咽頭口部という空間を輪状に取り囲むように走行していることから，嚥下時の収縮で食塊を，下方へ絞り込むように移送することが可能となっているのです．

2 中咽頭収縮筋 — *middle pharyngeal constrictor*

　舌骨の小角から大角，そして茎突舌骨靱帯から起始し，咽頭腔を取り囲むように後方へ輪走し，拡がるように咽頭縫線に停止しています．中咽頭収縮筋の一部は，上咽頭収縮筋と筋層が重なっています．

3 下咽頭収縮筋 — *inferior pharyngeal constrictor*

　甲状軟骨および輪状軟骨から起始し，咽頭腔を取り囲むように後方へ輪走し，拡がるように咽頭縫線に停止しています．下咽頭収縮筋の一部は，中咽頭収縮筋と筋層が重なっています．

　下咽頭収縮筋のなかで輪状軟骨から起始する筋束は，咽頭腔の最も狭くなった部分を取り囲むように輪走しています．この筋束を下咽頭収縮筋「輪状咽頭部」と記載する場合があり，また単独の「輪状咽頭筋」とする場合もあります．この筋束は，食道上部の括約筋であり，嚥下時以外は絶えず収縮し，呼吸時の空気が食道に入らないように，また胃からの内容物が逆流しないように閉じていて，他の咽頭収縮筋の筋束とは役割が明らかに違います．嚥下時において，口腔，咽頭，喉頭のほとんどの筋は大きく収縮しますが，輪状咽頭筋はタイミングよく弛緩しない（輪状咽頭筋弛緩不全）と食道入口部が開かないため，スムーズな嚥下が成り立ちません．また，輪状咽頭筋の括約筋としての機能低下は，逆流性の気管支炎などを発症する危険性があります．

> **POINT**
> 上・中・下の咽頭収縮筋は，すべて咽頭後面中央の咽頭縫線に停止しています．咽頭縫線の上端は後頭骨の咽頭結節です．また，これらの筋の運動は，咽頭神経叢（迷走神経＋舌咽神経）が支配しています．

第6章 知識確認試験

解答はページ下

Q1：嚥下中枢があるのはどれか．一つ選べ．
a. 橋
b. 脊髄
c. 視床
d. 延髄
e. 小脳

Q2：橋から出るのはどれか．二つ選べ．
a. 嗅神経
b. 三叉神経
c. 顔面神経
d. 迷走神経
e. 舌下神経

Q3：舌咽神経支配の筋はどれか．一つ選べ．
a. 内側翼突筋
b. 口蓋帆挙筋
c. 茎突咽頭筋
d. 顎二腹筋前腹
e. 下咽頭収縮筋

Q4：上咽頭収縮筋と中咽頭収縮筋の間を通るのはどれか．一つ選べ．
a. 口蓋垂筋
b. 口蓋咽頭筋
c. 口蓋帆挙筋
d. 耳管咽頭筋
e. 茎突咽頭筋

Q5：甲状軟骨に付着するのはどれか．一つ選べ．
a. 耳管咽頭筋
b. 茎突咽頭筋
c. 口蓋咽頭筋
d. 中咽頭収縮筋
e. 下咽頭収縮筋

Q6：咽頭縫線が付着する咽頭結節があるのはどれか．一つ選べ．
a. 下顎骨
b. 後頭骨
c. 蝶形骨
d. 側頭骨
e. 上顎骨

Q7：翼突下顎縫線に付着するのはどれか．二つ選べ．
a. 頰筋
b. 笑筋
c. 上咽頭収縮筋
d. 中咽頭収縮筋
e. 下咽頭収縮筋

Q1:d Q2:b, c Q3:c Q4:e Q5:e Q6:b Q7:a, c

第6章 咽頭期から食道期① 嚥下反射の開始，咽頭通過から食道への送り込み

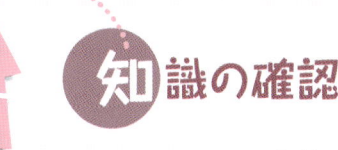

知識の確認

解答は p.77

【問題1】（　）内に入る語句を記せ．

大脳半球の表層部分が（　①　）で，神経細胞が存在している部位です．内部は（　②　）で神経細胞からの軸索と神経路が存在し，下位の脳幹と連絡しています．脳幹は（　③　），（　④　），（　⑤　）からなります．延髄には（　⑥　）中枢，（　⑦　）中枢，（　⑧　）中枢が存在し，体内の感覚受容器からの情報を受け取り，咀嚼，嚥下，呼吸関連筋群に指令を出しています．

①	
②	
③	
④	
⑤	
⑥	
⑦	
⑧	

①	
②	
③	
④	
⑤	
⑥	
⑦	
⑧	

【問題2】（　）内に入る語句を記せ．

咽頭挙上筋である茎突咽頭筋は，（　①　）から起始し咽頭壁に停止します．耳管咽頭筋は，（　②　）付近の耳管下面から起始し，咽頭壁に停止します．

口蓋咽頭筋は，軟口蓋の筋としても分類され，嚥下の際の（　③　），（　④　）の際の咽頭側壁から後壁の前方への牽引などの役割を担っていますが，咽頭挙上筋にも属します．（　⑤　）の上面から起始し，咽頭壁に停止します．

軟口蓋，咽頭，喉頭の筋の運動は，基本的に（　⑥　）神経が支配しています．しかし例外として，口蓋帆張筋が（　⑦　）神経，茎突咽頭筋の運動が（　⑧　）神経支配です．

【問題3】（　）内に入る語句を記せ．

咽頭収縮筋は嚥下の際，咽頭口部に入った食塊を，上部の筋束から順に筋を収縮させ食道方向に移送していきます．上咽頭収縮筋は，（　①　），（　②　），そして下顎骨内面の一部から起始し，（　③　）に停止しています．中咽頭収縮筋は，（　④　）の小角から大角，そして茎突舌骨靱帯から起始し，咽頭縫線に停止しています．下咽頭収縮筋は，（　⑤　）および（　⑥　）から起始し，咽頭縫線に停止しています．咽頭縫線の上端は（　⑦　）骨の（　⑧　）です．

①	
②	
③	
④	
⑤	
⑥	
⑦	
⑧	

MEMO

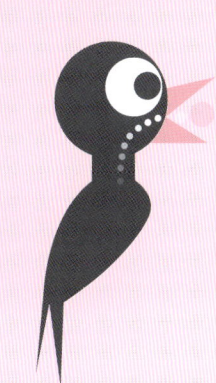

第7章 咽頭期から食道期② 喉頭の構造と機能

嚥下反射が始まる直前，すなわち口腔期から咽頭期へ移行するとき，食塊は喉頭蓋前面の喉頭蓋谷，喉頭蓋の両脇で食道入口部に存在する梨状陥凹に停留します（図1）．そして嚥下反射が始まる咽頭期では，喉頭が前上方に移動して喉頭蓋は反転し，喉頭の入り口を防ぎます．このとき喉頭最大の軟骨である甲状軟骨は，喉頭蓋とともに引き上げられます（喉頭挙上）．甲状舌骨筋は喉頭挙上に際して，甲状軟骨を舌骨に引きつける最も重要な筋として働きます．このとき，すべての食塊は喉頭蓋谷，梨状陥凹へと誘導されます．また食塊が食道入口部を通過する間，普段は括約筋として収縮している（食道入口部の閉鎖）輪状咽頭筋は，約0.5～1.0秒間（嚥下反射の間）弛緩し，食塊の通過後は収縮し，食道からの食塊の逆流を防ぎます．

喉頭の外枠を構成する軟骨に種々の筋が付着し，喉頭の動きを調節しています．この喉頭筋には，声帯を緊張させる輪状甲状筋，声門を開く後輪状披裂筋，声門を閉鎖する外側輪状披裂筋，披裂筋，甲状披裂筋などがあります．このなかで，輪状甲状筋のみは喉頭軟骨の外側に位置し，迷走神経の上喉頭神経に支配されますが，そのほかは喉頭軟骨の内側を走行し，下喉頭神経（迷走神経の枝である反回神経*のさらに次の枝）支配です．

嚥下の際には，舌骨・甲状軟骨がこれらに付着する筋の収縮により引き上げられ，喉頭蓋が喉頭口を閉じ，食物が気道に入らないようにします．この動作のタイミングがずれると誤嚥が生じます．

第7章では，嚥下機能に重要な役割を担う，喉頭の構造と機能について解説します．

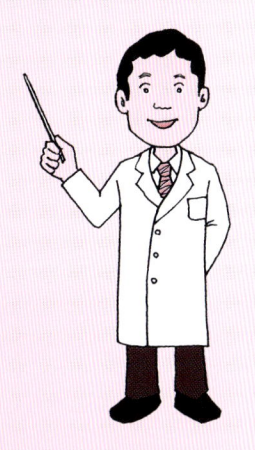

*反回神経麻痺により声帯筋の動きが正常でなくなると発声に影響が出て嗄声が認められるようになります【嗄声（させい）：かすれ声．声帯の振動が乱れた声】

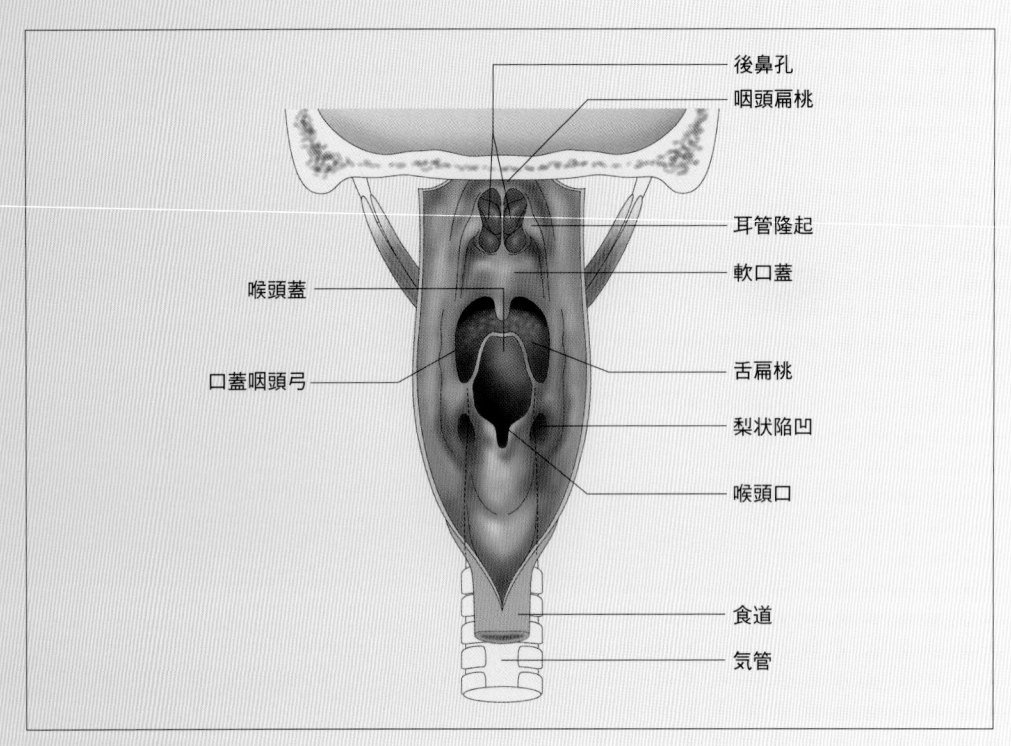

図1 喉頭の構造
食塊は喉頭蓋の両脇の粘膜がつくる通路を通って，梨状陥凹に一時停留します．嚥下反射が開始されると食道入口部が開き，一気に食塊は食道に流れ込みます．

第7章 咽頭期から食道期② 喉頭の構造と機能

1 喉頭の構造

　喉頭は，大型で無対の三つの軟骨，小型で有対の三つの軟骨，合計六つの軟骨からなります（表1）．また，空気の通り道として構造を保つため硬い硝子軟骨からなるものと，喉頭の動きに合わせ柔軟に形を変化させることができる弾性軟骨からなるものがあります．

表1　喉頭の構成要素

1) 大型の三つの軟骨（無対）
　甲状軟骨（硝子軟骨）thyroid cartilage
　輪状軟骨（硝子軟骨）cricoid cartilage
　喉頭蓋（弾性軟骨）epiglottis

2) 小型の三つの軟骨（有対）
　披裂軟骨（硝子軟骨）arytenoid cartilage
　小角軟骨（弾性軟骨）corniculate cartilage
　楔状軟骨（弾性軟骨）cuneiform cartilage

　喉頭軟骨で最大の甲状軟骨は，前方正中部最上方が大きく突出しています．この部位を喉頭隆起とよびますが，左板と右板のなす角度が男性約90度に対し女性は約120度であるため，男性のほうが突出した形態を呈しています．
　喉頭は，上部に存在する舌骨と下部の気管との間で，多くの膜組織，靱帯，筋で結合されています（図2）．

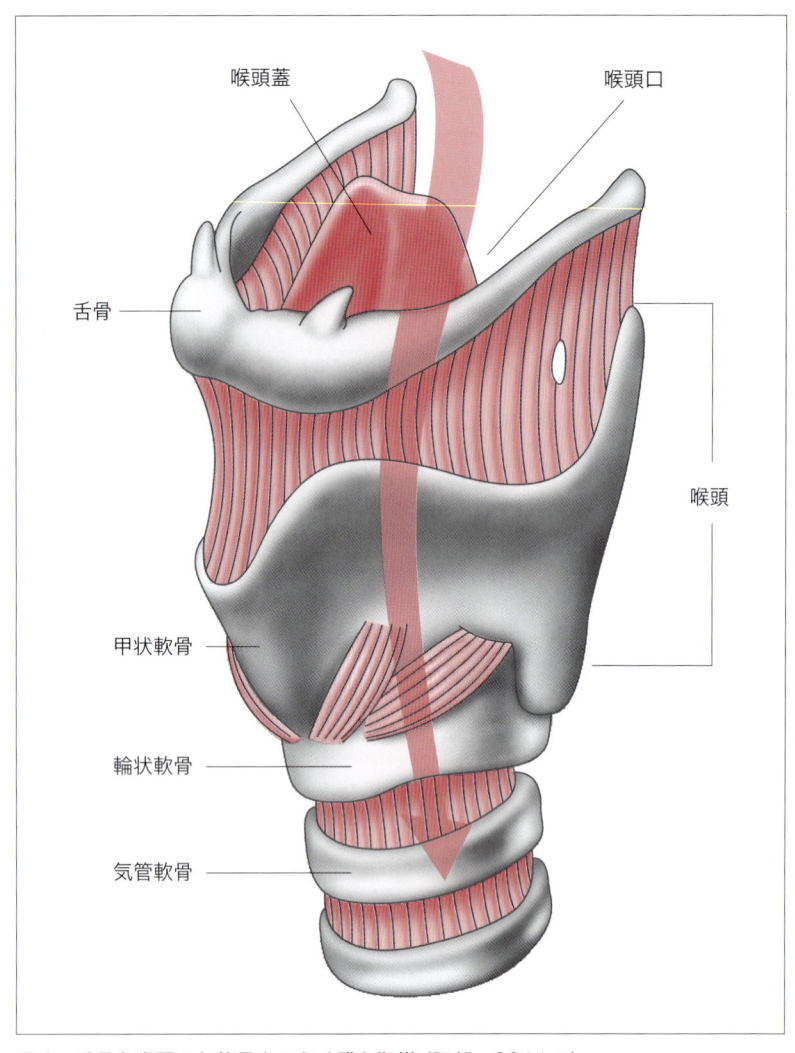

図2 舌骨と喉頭の各軟骨をつなぐ膜と靱帯（阿部，2011.[1]）

> **ここがポイント！**
>
> 喉頭の感覚はすべて迷走神経（第Ⅹ脳神経）が支配しています．特に舌根中央から喉頭蓋前面，そして梨状陥凹付近は知覚（感覚）も味覚も迷走神経の上喉頭神経が支配しています．

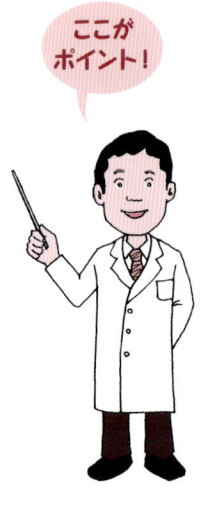

2　喉頭弾性膜と喉頭軟骨によってつくられる喉頭腔（図3）

　輪状軟骨と声帯靱帯の間には輪状声帯膜（弾性円錐），喉頭蓋外側縁と披裂軟骨の間には四角膜が張り，喉頭腔という空間をつくり出しています．声帯靱帯は喉頭粘膜で覆われ，声帯ヒダ（真声帯）をつくります．声帯ヒダの外側では，声帯筋が並走します．左右の声帯ヒダによってつくられる部位を声門裂と呼びます．四角膜の下縁は厚く，室靱帯（前庭靱帯）を形成します．この室靱帯も喉頭粘膜で覆われ，喉頭前庭ヒダ（仮声帯）をつくります．喉頭腔とは，このように喉頭弾性膜と喉頭軟骨によってつくり出された空間です．

1　喉頭腔の三つの内腔

(1) 喉頭前庭
　　喉頭口から喉頭前庭ヒダまでの空間です．
(2) 喉頭室
　　喉頭前庭ヒダと声帯ヒダまでの空間です．
(3) 声門下腔
　　声帯ヒダよりも下方で，喉頭の下端までの空間です．

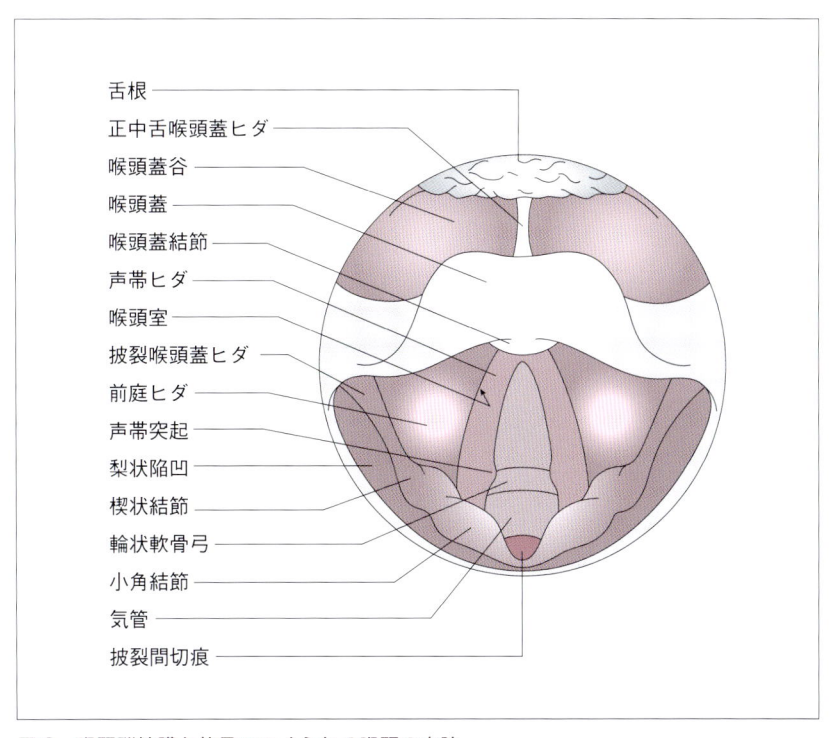

図3　喉頭弾性膜と軟骨でつくられる喉頭の内腔

3 内喉頭筋

喉頭を機能させる筋を内後頭筋と呼び，声帯の緊張の調節，声門の開閉，喉頭口閉鎖の補助などを担っています．

1 輪状甲状筋 — *cricothyroid muscle*（図4）

輪状軟骨外側面から後上方に走行し，甲状軟骨に停止します．直部と斜部からなり，嚥下時輪状披裂筋の収縮により，甲状軟骨を前進そして前屈させます．結果的に，声帯ヒダを前方に引き，緊張させます（声門裂が閉じます）．前項の図（上方からみた喉頭の内腔の図）と関連させ，理解してください．

2 後輪状披裂筋 — *posterior crico-arytenoid muscle*

左右の披裂軟骨筋突起をつなぎ，この筋の収縮により左右の披裂軟骨声帯突起が開き（声帯ヒダが外転），声門裂が開きます．

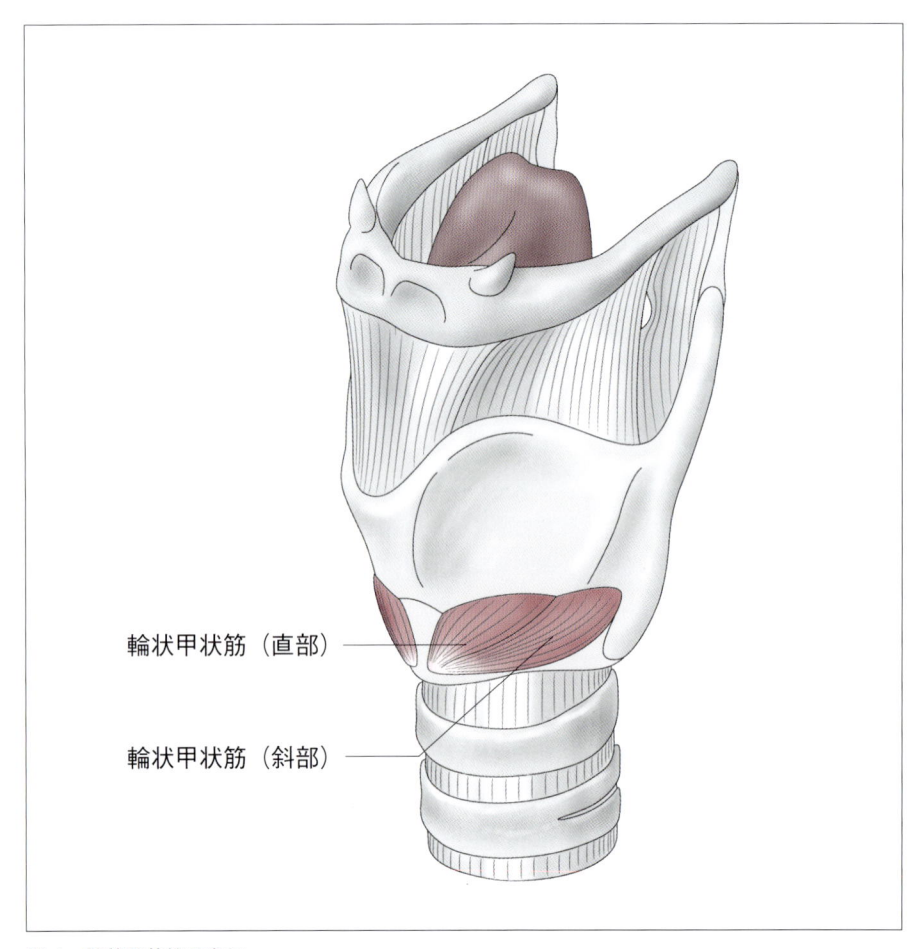

図4　輪状甲状筋の走行

3 外側輪状披裂筋 — *lateral crico-arytenoid muscle*

輪状軟骨から披裂軟骨筋突起に停止します．嚥下時，声帯ヒダを内転させ，声門裂の閉鎖に役立ちます．

4 横披裂筋 — *transverse arytenoid muscle*

左右の披裂軟骨に付着します．嚥下時，左右の披裂軟骨を近づけ，声門裂の閉鎖に役立ちます．

5 斜披裂筋 — *oblique arytenoid muscle*

披裂軟骨筋突起から反対側の披裂軟骨，そして披裂喉頭蓋筋として喉頭蓋に拡がり停止します．嚥下時，喉頭蓋を後方に引き，喉頭口の閉鎖に役立ちます．

6 甲状披裂筋 — *thyro-arytenoid muscle*

主に甲状軟骨後面中央から起始し，四角膜の外側を取り囲むように走行し，

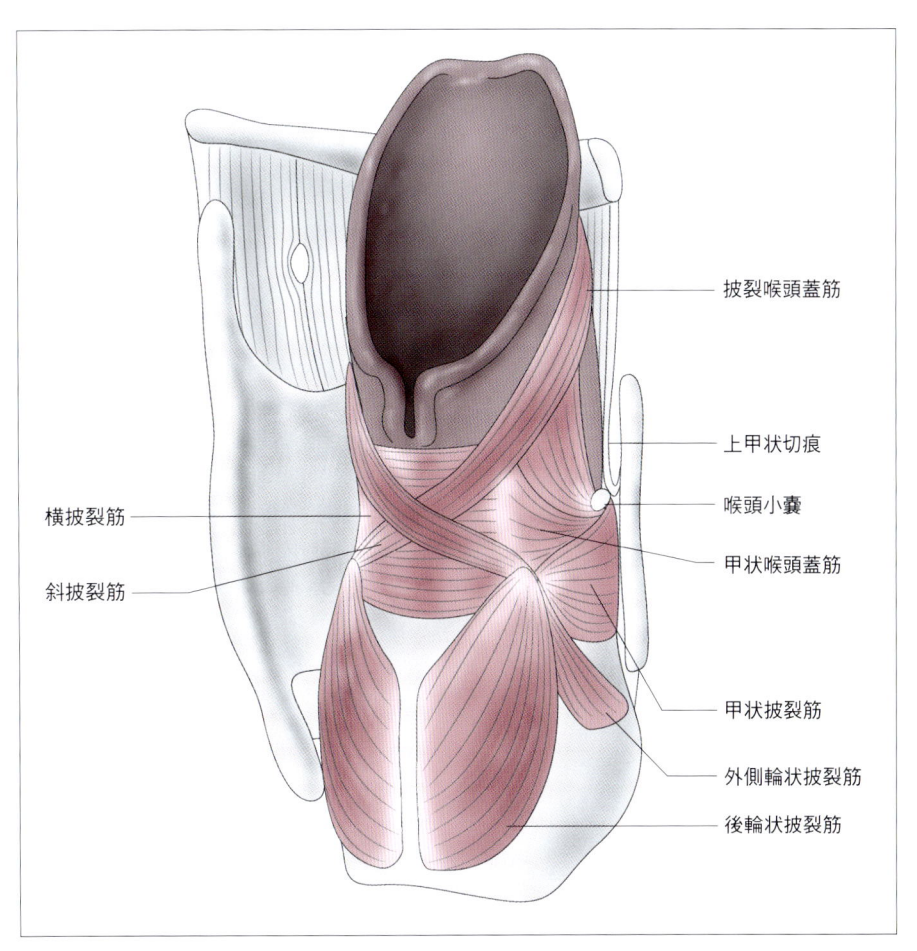

図5　内喉頭筋の走行

披裂軟骨に停止します．一部の筋線維束は，甲状喉頭蓋筋として甲状軟骨の外側に拡がりながら停止します．嚥下時，喉頭前庭の空間を狭くし，披裂軟骨を前方に引き，喉頭口が狭くなります．さらに，喉頭蓋が披裂軟骨に近づきます．

7 声帯筋

声帯ヒダ内部の声帯靱帯の外側で平行に走る筋です．声帯ヒダの緊張の度合を調節しています．

8 内喉頭筋の支配神経

内喉頭筋は迷走神経（第X脳神経）の枝の反回神経のさらに枝の下喉頭神経が支配しています．例外として輪状甲状筋だけは，迷走神経（第X脳神経）の枝の上喉頭神経が支配しています．

> **ここがポイント！**
>
> 声門裂を開く唯一の筋は後輪状披裂筋です．嚥下反射の際は，声門裂は閉じ，嚥下性無呼吸の状態になりますが，後輪状披裂筋は弛緩しています．すなわち嚥下反射の際に弛緩する筋は，輪状咽頭筋と後輪状披裂筋です．
> 嚥下反射の際，声門裂は閉鎖し（嚥下性無呼吸），喉頭口は狭くなっています．喉頭は舌骨上筋によって前上方へ移動し，喉頭蓋は後方へ倒れ，喉頭口を閉じます．そして，輪状軟骨後面に付着している食道入口部が前方に引かれ，食塊は誤嚥することなく，喉頭蓋谷，梨状陥凹から食道へ送られます．

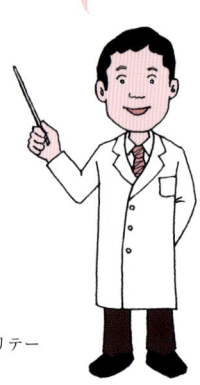

文献
1) 阿部伸一：摂食・嚥下に関わる構造（解剖）．歯科衛生士のための摂食・嚥下リハビリテーション，日本歯科衛生士会監修，医歯薬出版，東京，p.25-35，2011．

第7章 知識確認試験

解答はページ下

Q1：嚥下反射前に食塊が停留するのはどれか．
　　二つ選べ．

a. 上咽頭
b. 喉頭口
c. 喉頭蓋谷
d. 梨状陥凹
e. 耳管咽頭口

Q2：喉頭蓋の感覚を支配するのはどれか．一つ選べ．

a. 三叉神経
b. 顔面神経
c. 舌咽神経
d. 迷走神経
e. 舌下神経

Q3：硝子軟骨はどれか．二つ選べ．

a. 甲状軟骨
b. 披裂軟骨
c. 小角軟骨
d. 楔状軟骨
e. 喉頭蓋軟骨

Q4：声門裂を開くのはどれか．一つ選べ．

a. 横披裂筋
b. 斜披裂筋
c. 輪状甲状筋
d. 後輪状披裂筋
e. 外側輪状披裂筋

Q5：上喉頭神経が運動を支配するのはどれか．
　　一つ選べ．

a. 斜披裂筋
b. 横披裂筋
c. 輪状甲状筋
d. 後輪状披裂筋
e. 披裂喉頭蓋筋

Q1：c, d　Q2：d　Q3：a, b　Q4：d　Q5：c

第7章 咽頭期から食道期② 喉頭の構造と機能

知識の確認

解答は p.77

【問題1】（　）内に入る語句を記せ．

嚥下反射が始まる直前，すなわち口腔期から咽頭期へ移行するとき，食塊は喉頭蓋前面の（　①　），喉頭蓋の両脇で食道入口部に存在する（　②　）に停留します．そして嚥下反射が始まる咽頭期では，喉頭が前上方に移動して（　③　）は反転し，喉頭の入り口を防ぎます．喉頭内部では，（　④　）は閉鎖し，（　⑤　）は狭くなっています．喉頭は（　⑥　）によって（　⑦　）へ移動し，喉頭蓋破裂軟骨の存在する後方へ倒れ，（　⑧　）を閉じます．そして，（　⑨　）後面に付着している（　⑩　）入口部が前方に引かれ，食塊は誤嚥することなく，（　①　），（　②　）から（　⑪　）へ送られます．

①	
②	
③	
④	
⑤	
⑥	
⑦	
⑧	
⑨	
⑩	
⑪	

【問題2】（　）内に入る語句を記せ．

喉頭で最も大きい軟骨は，（　①　）で無対の（　②　）からできています．無対の軟骨には，他に硝子軟骨の（　③　）と，弾性軟骨の（　④　）があります．

①	
②	
③	
④	

【問題3】（　）内に入る語句を記せ．

喉頭を機能させる筋を内喉頭筋と呼び，声帯の（　①　）の調節，（　②　）の開閉，（　③　）閉鎖の補助などを担っています．後輪状披裂筋は，左右の披裂軟骨（　④　）突起をつなぎ，この筋の収縮により左右の披裂軟骨（　⑤　）突起が開き，声門裂が（　⑥　）ます．内喉頭筋は（　⑦　）神経の枝の（　⑧　）神経のさらに枝の（　⑨　）神経が支配しています．例外として輪状甲状筋だけは，（　⑩　）神経の枝の（　⑪　）神経が支配しています．

①	
②	
③	
④	
⑤	
⑥	
⑦	
⑧	
⑨	
⑩	
⑪	

解答

「知識の確認」

第1章 摂食嚥下機能を理解するために必要な解剖学的基礎知識

p.11〜12

【問題1】

A．上唇—upper lip／B．硬口蓋—hard palate／C．軟口蓋—soft palate／D．口蓋垂—uvula／E．口蓋舌弓—palatoglossal arch／F．口蓋扁桃—palatine tonsil／G．口蓋咽頭弓—palatopharyngeal arch／H．舌—tongue／I．下唇—lower lip／J．歯肉—gingiva

【問題2】

①眼窩下神経（上顎神経，第Ⅴ脳神経）

②オトガイ神経（下顎神経，第Ⅴ脳神経）

③頰神経（下顎神経，第Ⅴ脳神経）

④頰神経（下顎神経，第Ⅴ脳神経）

⑤鼻口蓋神経（上顎神経，第Ⅴ脳神経）

⑥おもに大口蓋神経（上顎神経，第Ⅴ脳神経）

⑦おもに小口蓋神経（上顎神経，第Ⅴ脳神経）

⑧おもに小口蓋神経（上顎神経，第Ⅴ脳神経）

⑨舌神経（下顎神経，第Ⅴ脳神経）

⑩舌咽神経 舌枝（第Ⅸ脳神経）

⑪舌咽神経 舌枝（第Ⅸ脳神経）：有郭乳頭は分界溝の前方に存在するがこの部まで舌咽神経支配となることに注意する．

⑫舌神経（下顎神経，第Ⅴ脳神経）

⑬舌神経（下顎神経，第Ⅴ脳神経）

⑭小口蓋神経（上顎神経，第Ⅴ脳神経），舌咽神経 扁桃枝（第Ⅸ脳神経）

⑮小口蓋神経（上顎神経，第Ⅴ脳神経），舌咽神経 扁桃枝（第Ⅸ脳神経）

【問題3】

A．鼻腔—nasal cavity／B-1．口腔（口腔前庭）—oral cavity (oral vestibule)／B-2．口腔（固有口腔）—oral cavity (oral cavity proper)／C．口峡—fauces／D．舌骨—hyoid bone／E．甲状軟骨—thyroid cartilage／F．輪状軟骨—cricoid cartilage／G．喉頭—larynx／H．耳管咽頭口—pharyngeal orifice of auditory tube／I．上咽頭（咽頭鼻部）—nasopharynx／J．中咽頭（咽頭口部）—oropharynx／K．下咽頭（咽頭喉頭部）—laryngopharynx／L．気管—trachea／M．食道—esophagus／N．気管軟骨—tracheal cartilage／O．甲状腺—thyroid gland

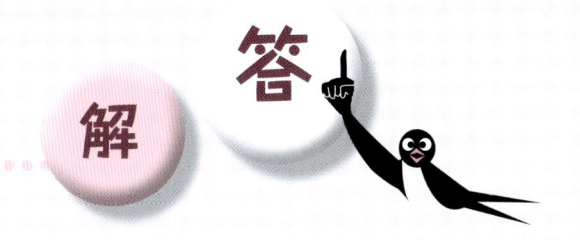

【問題4】

①梨状口　②後鼻孔　③外鼻　④外鼻孔　⑤気道粘膜（多列線毛上皮）　⑥三叉神経（Ⅴ）　⑦正円孔　⑧翼口蓋窩　⑨翼口蓋神経節　⑩蝶口蓋孔　⑪蝶口蓋動脈　⑫前頭洞　⑬篩骨洞　⑭上顎洞　⑮蝶形骨洞　⑯自然孔（半月裂孔）

【問題5】

①上顎神経（V_2）　②咽頭扁桃　③アデノイド　④耳管咽頭口　⑤口峡　⑥舌咽頭部　⑦舌扁桃　⑧口蓋扁桃　⑨第6頸椎

【問題6】

①食道　②第7頸椎　③気管支　④短く　⑤太い　⑥小さい　⑦右

第2章 摂食嚥下機能に欠かせない唾液分泌

p.21

【問題1】

①耳下腺隙　②耳下腺リンパ節　③下顎後静脈　④顔面神経　⑤漿液性　⑥耳下腺管　⑦頰筋

75

⑧耳下腺乳頭　⑨舌咽神経　⑩小錐体　⑪耳
⑫下唾液核　⑬上頸神経節

【問題2】
①舌下小丘　②顔面　③鼓索　④錐体鼓室裂
⑤舌　⑥顎下　⑦上唾液核　⑧舌下隙　⑨舌下小丘　⑩舌下ヒダ　⑪混合

【問題3】
①口蓋　②純粘液腺　③大錐体　④口蓋小窩

第3章　準備期1：口腔への取り込み
p.34〜35

【問題1】
①頰骨弓（下縁）　②咬筋粗面　③拳上　④下顎神経　⑤咬筋神経　⑥顎動脈　⑦咬筋動脈　⑧側頭窩　⑨筋突起　⑩拳上　⑪後退　⑫下顎神経　⑬深側頭神経　⑭顎動脈　⑮深側頭動脈　⑯浅側頭動脈　⑰中側頭動脈　⑱翼突窩　⑲翼突筋粗面　⑳拳上　㉑下顎神経　㉒内側翼突筋神経　㉓顎動脈　㉔翼突筋枝　㉕蝶形骨大翼側頭下面　㉖翼状突起外側板外面　㉗翼突筋窩　㉘関節円板　㉙前進　㉚逆方向　㉛側方運動　㉜下顎神経　㉝外側翼突筋神経　㉞顎動脈　㉟翼突筋枝

【問題2】
①大頰骨筋　②小頰骨筋　③上唇挙筋　④上唇鼻翼挙筋　⑤口角挙筋　⑥翼突下顎縫線　⑦顔面神経　⑧茎乳突孔

第4章　準備期2：咀嚼のメカニズム
p.45

【問題1】
①耳下腺乳頭　②頰筋　③上顎第二大臼歯　④頰　⑤舌　⑥鼓索　⑦レトロモラーパッド

【問題2】
①粘膜下組織　②咀嚼粘膜　③被覆粘膜　④特殊粘膜

【問題3】
①糸状　②茸状　③有郭　④葉状　⑤舌小帯　⑥横舌筋　⑦垂直舌筋　⑧上縦舌筋　⑨下縦舌筋　⑩オトガイ舌筋　⑪茎突舌筋　⑫舌骨舌筋　⑬舌下

第5章　口腔期：食塊の咽頭への送り込み
p.55

【問題1】
①口腔期　②舌骨上筋　③喉頭　④口蓋　⑤軟口蓋　⑥鼻咽腔閉鎖

【問題2】
①二腹筋窩　②下顎　③顎舌骨筋神経　④乳突切痕　⑤顔面　⑥二腹筋枝　⑦顎舌骨筋線　⑧下顎　⑨顎舌骨筋神経　⑩オトガイ棘　⑪舌下　⑫茎状突起　⑬顔面　⑭茎突舌骨筋枝

【問題3】
①軟口蓋　②口峡閉鎖　③鼻咽腔閉鎖　④発音　⑤下顎　⑥内側翼突筋神経　⑦迷走神経（舌咽神経と迷走神経からなる咽頭神経叢からの枝で，迷走神経の咽頭枝が主体となります．）

第6章　咽頭期から食道期①
　　　　嚥下反射の開始，咽頭通過から食道への送り込み

p.63

【問題1】
①灰白質　②白質　③中脳　④橋　⑤延髄　⑥咀嚼　⑦嚥下　⑧呼吸

【問題2】
①側頭骨茎状突起　②耳管咽頭口　③口峡閉鎖　④鼻咽腔閉鎖　⑤口蓋腱膜　⑥咽頭神経叢（迷走神経＋舌咽神経）　⑦下顎　⑧舌咽

【問題3】
①翼突鈎　②翼突下顎縫線　③咽頭縫線　④舌骨　⑤甲状軟骨　⑥輪状軟骨　⑦後頭　⑧咽頭結節

第7章　咽頭期から食道期②
　　　　喉頭の構造と機能

p.74

【問題1】
①喉頭蓋谷　②梨状陥凹　③喉頭蓋　④声門裂　⑤喉頭口　⑥舌骨上筋　⑦前上方　⑧喉頭口　⑨喉頭　⑩食道　⑪食道

【問題2】
①甲状軟骨　②硝子軟骨　③輪状軟骨　④喉頭蓋軟骨

【問題3】
①緊張　②声門　③喉頭口　④筋　⑤声帯　⑥開き　⑦迷走　⑧反回　⑨下喉頭　⑩迷走　⑪上喉頭

索引

あ
アデノイド　6

い
咽頭期　xi
咽頭挙上筋　60
咽頭喉頭部　8
咽頭口部　6
咽頭収縮筋　61
咽頭鼻部　6
咽頭縫線　61

え
エブネル腺　18
嚥下反射　57, 65
延髄　59

お
横口蓋ヒダ　40
横舌筋　42
横披裂筋　71
オトガイ筋　31
オトガイ神経　3
オトガイ舌骨筋　49

か
外舌筋　42
外側板　27
外側翼突筋　28, 29
外側輪状披裂筋　71
外鼻孔　3
下咽頭　1, 8
下咽頭収縮筋　61
下顎神経　24
顎舌骨筋　49
顎動脈　26
顎二腹筋　49
下歯槽神経　27
下縦舌筋　42
下唇下制筋　31
下唇小帯　2
仮声帯　69
顎下隙　17
顎下腺　15

硝子軟骨　67
眼窩下神経　3
間脳　59
顔面神経　17, 32

き
気管　9
気管軟骨　8
楔状軟骨　67
臼後腺　18
頬筋　32
胸骨甲状筋　50
胸骨舌骨筋　50
頬骨前頭突起　24
頬神経　3, 39
頬腺　18, 38

け
茎突咽頭筋　60
茎突舌筋　42
茎突舌骨筋　49
肩甲舌骨筋　50

こ
口蓋　2, 38, 40
口蓋咽頭弓　2
口蓋咽頭筋　53, 60
口蓋小窩　19
口蓋垂筋　53
口蓋舌弓　2
口蓋舌筋　52
口蓋腺　19
口蓋帆挙筋　52
口蓋帆張筋　51
口蓋扁桃　2
口蓋縫線　40
口角下制筋　31
口角挙筋　31
口峡　6, 52
口峡閉鎖　51
咬筋　24, 29
口腔　2
口腔期　x, 47
口腔前庭　38
口腔底　38

口腔底粘膜　38
硬口蓋　2, 40
甲状舌骨筋　50
甲状軟骨　8, 67
甲状披裂筋　71
口唇腺　18
後舌腺　18
喉頭　8, 67, 70
喉頭蓋　65, 67
喉頭蓋軟骨　8
喉頭挙上　65
喉頭室　69
喉頭前庭　69
喉頭前庭ヒダ　69
喉頭閉鎖　57
後鼻孔　3
口輪筋　32
後輪状披裂筋　70
誤嚥　65
鼓索神経　43
固有口腔　38

さ
三叉神経　4, 24, 59

し
耳下腺　14
耳下腺管　14
耳下腺乳頭　38
耳管　6
耳管咽頭筋　60
篩骨洞　4
糸状乳頭　42
茸状乳頭　42
室靱帯　69
斜披裂筋　71
自由嚥下　xii
準備期　ix, 23, 40
上咽頭　6
上咽頭収縮筋　61
漿液性唾液　14
上顎洞　4
小角軟骨　67
小頬骨筋　30
笑筋　31

78

小口蓋神経　3
上喉頭神経　3
上縦舌筋　42
上唇挙筋　31
上唇小帯　2
上唇鼻翼挙筋　31
小舌下腺管　16
小唾液腺　13, 18
食道　9
食道期　xi
食道入口部　65
食塊　39
真声帯　69
深側頭動脈　26

す
垂直舌筋　42
ステノン管　14
声帯ヒダ　69
声門下腔　69
声門裂　70

せ
舌　42
舌咽神経　3
舌下隙　38
舌下小丘　15, 17
舌下神経　42
舌下腺　16
舌下ヒダ　16, 17
舌骨　8, 68
舌骨下筋　50
舌骨上筋　49
舌骨舌筋　42
切歯乳頭　40
舌小帯　17, 42
舌神経　3, 39
先行期　ix
前舌腺　18
前庭靱帯　69
前頭骨頬骨突起　24
前頭洞　4
側頭筋　24, 29
側頭筋膜　24
側頭線　24
側方運動　28

そ
咀嚼　37
咀嚼筋　23, 29
咀嚼粘膜　40

た
大頬骨筋　30
大口蓋神経　3
大口蓋動脈　41
大錐体神経　41
大舌下腺管　16
大唾液腺　13
唾液アミラーゼ　13
唾液腺　13
弾性軟骨　67

ち
知覚　8
中咽頭　1, 6
中咽頭収縮筋　61
蝶形骨　27
蝶形骨洞　4
蝶口蓋孔　4

と
特殊粘膜　40

な
内喉頭筋　70, 72
内舌筋　42
内側板　27
内側翼突筋　27, 29
軟口蓋　2, 48, 51

に
ニューロン　15, 41
認知期　ix

は
反回神経麻痺　65

ひ
鼻咽腔閉鎖　x, 47, 57
鼻腔　3
鼻口蓋神経　3
被覆粘膜　40

表情筋　30
披裂軟骨　8, 67

ふ
副交感神経線維　17
副耳下腺　17
副鼻腔　4
プロセスモデル　xii
分界溝　42

へ
扁桃　6

み
味覚　8
味蕾　41

め
命令嚥下　xii

も
モディオラス　15

り
梨状陥凹　8
輪状咽頭筋　61
輪状咽頭筋弛緩不全　61
輪状甲状筋　70
輪状弾性膜　69
輪状軟骨　8, 67

れ
レトロモラーパッド　18

わ
ワルトン管　15

数字
3大唾液腺　14
4期モデル　xii
5期モデル　viii

欧文
processing　xiii
stage Ⅰ transport　xiii
stage Ⅱ transport　xiii

79

【著者略歴】

阿　部　伸　一
あ　べ　しん　いち

1983 年　芝高等学校卒業
1989 年　東京歯科大学卒業
1993 年　東京歯科大学大学院修了（歯学博士）
1994 年　ドイツ・ベルリン自由大学留学
1999 年　東京歯科大学解剖学講座助教授
2007 年　東京歯科大学解剖学講座准教授
2010 年　東京歯科大学解剖学講座教授

基本のきほん
摂食嚥下の機能解剖　　　　　　　　　　ISBN978-4-263-44419-1

2014 年 7 月 25 日　第 1 版第 1 刷発行
2023 年 3 月 25 日　第 1 版第 8 刷発行

著　者　阿　部　伸　一
発行者　白　石　泰　夫
発行所　医歯薬出版株式会社

〒113-8612　東京都文京区本駒込 1-7-10
TEL．(03) 5395-7638（編集）・7630（販売）
FAX．(03) 5395-7639（編集）・7633（販売）
https://www.ishiyaku.co.jp/
郵便振替番号　00190-5-13816

乱丁，落丁の際はお取り替えいたします　　印刷・木元省美堂／製本・愛千製本所
Ⓒ Ishiyaku Publishers, Inc., 2014. Printed in Japan

本書の複製権・翻訳権・翻案権・上映権・譲渡権・貸与権・公衆送信権（送信可能化権を含む）・口述権は，医歯薬出版㈱が保有します．
本書を無断で複製する行為（コピー，スキャン，デジタルデータ化など）は，「私的使用のための複製」などの著作権法上の限られた例外を除き禁じられています．また私的使用に該当する場合であっても，請負業者等の第三者に依頼し上記の行為を行うことは違法となります．

JCOPY ＜出版者著作権管理機構　委託出版物＞
本書をコピーやスキャン等により複製される場合は，そのつど事前に出版者著作権管理機構（電話 03-5244-5088，FAX 03-5244-5089，e-mail：info@jcopy.or.jp）の許諾を得てください．